André Hille

Das Rauschen der Nacht

André Hille

DAS RAUSCHEN DER NACHT

Roman

Blessing

Sollte diese Publikation Links auf Webseiten Dritter enthalten, so übernehmen wir für deren Inhalte keine Haftung, da wir uns diese nicht zu eigen machen, sondern lediglich auf deren Stand zum Zeitpunkt der Erstveröffentlichung verweisen.

FSC www.fsc.org
MIX
Papier aus verantwortungsvollen Quellen
FSC® C014496

Verlagsgruppe Random House FSC® N001967

1. Auflage, 2020

in der Verlagsgruppe Random House GmbH,
Neumarkter Str. 28, 81673 München
Satz: GGP Media GmbH, Pößneck
Druck und Einband: GGP Media GmbH, Pößneck
Printed in Germany
ISBN 978-3-89667-654-2

www.blessing-verlag.de

für Gesa

1

Der Himmel drückte auf die frisch gedüngten Felder, die Erde war schwer und schwarz, sie hatte sich vollgesogen mit Regen, als hätte sie nach dem trockenen Sommer ihren Durst nicht stillen können und weiter und weiter getrunken, bis das Wasser silbrig schimmernd in den Furchen stand. Am Nachmittag war von Südwesten her eine Wolkenfront über die Felder gezogen und hatte das weite Land eng gemacht. Ich hatte den Kopf aus der Tür gesteckt und in den Himmel geschnuppert, die Würze des Sommers und die kristalline Kühle des Winters darin gefunden, dann hatte ich meine Laufschuhe angezogen und war losgelaufen.

Die Sohlen meiner Schuhe rollten auf dem Asphalt ab, hin und wieder sprang ich über eine Pfütze. Es war still hier draußen, nach dem Regen, so still, dass ich meinen Atem laut von mir stieß, um überhaupt ein Geräusch um mich zu haben. Ich lief meine übliche Runde durch die Niederungen der Seeve, über die schnurgeraden Asphaltwege, die auf den Feldern lagen wie ausgerollte Gurte und über die zu dieser Jahreszeit Trecker mit wippenden Güllewagen heizten, aufgeschaukelt durch die mannshohen, prallen Reifen, um die letzten Fuhren Jauche auszubringen. Auf meiner Stirn hatte sich ein kalter Film aus Schweiß und feuchter Luft gebildet – ich war außer

Form, das spürte ich, und erleichtert, dass mein Körper bisher mitmachte. Bei den letzten Malen waren die Schmerzen im rechten Schienbein derart stark geworden, dass ich nach der Hälfte der Strecke nur noch gehen konnte. *Shin Splints*, ich hatte das später recherchiert. Doch heute schien ich einen guten Tag erwischt zu haben. Mein Atem wechselte von dem langsamen Ein- und Ausatmen in das schnellere, rhythmische Ansaugen und Ausstoßen von Luft, das mir das gute Gefühl gab, wie eine kleine, pfeifende Maschine zu funktionieren. Ich zählte die Atemstöße mit. Eins-zwei-drei, eins-zwei-drei, ein Rhythmus, auf dem ich besonders gut denken konnte, auf dem sich meine Gedanken wie von selbst zurechtrüttelten.

An der Bohlenbrücke, weit draußen auf den Feldern, sprang ich über zwei morsche Balken, die Seeve lag teerig in ihrem Bett. Bis vor Kurzem hatte der Mais hier drei Meter hoch gestanden, kilometerweise Biomasse, doch jetzt erstreckte sich vor mir nichts als die abgeerntete, vom Tragen und Gebären erschöpfte Erde. Hier draußen wurde der Weg langsam schlechter, der Asphalt war durchbrochen von Wurzeln und Grasbüscheln, schrundige Risse wölbten sich nach außen. Weiter hinten sah ich einen Punkt, kaum auszumachen im Dunst, ein blaues Etwas, das sich bewegte. Noch ein Jogger? Um diese Zeit? Eins-zwei-drei. Ich ging noch einmal die kommende Woche durch, die eine entscheidende Woche werden würde. Wenn ich den Pitch erst mal überstanden haben würde, dann. Wenn. Dann. Wenn erst. Dann. Dann endlich. Mehr wollte ich nicht. Mehr brauchte ich nicht. Wie oft hatte ich das schon gedacht, dieses Wenn. Manchmal hatte ich das Gefühl, nur noch in Wenn-Dann-Schleifen zu leben. Und wenn das Dann nie eintrat?

Behutsam beschleunigte ich das Tempo, denn langsam krochen die Schmerzen wieder vom rechten Spann hinauf, und ich hatte die zweite Hälfte der Strecke noch vor mir. War ich falsch gelaufen? Hatte ich den Fuß überlastet? War mein Körper nicht mal mehr in der Lage zu laufen, einfach nur zu laufen, wie es der Mensch seit Anbeginn seiner Zeit tat? Ich schaute mich um und fragte mich, ob es sich lohnte umzukehren oder ob ich die Strecke wie gewohnt weiterlaufen sollte. Ich rollte ab, ich hob den rechten Fuß, rollte ab, heben, abrollen, eins-zwei-drei, heben, abrollen, die Schmerzen ignorieren; ich wechselte vom Fersenlauf auf den Vorderfußlauf, doch das half nur kurz. Ich schaute mich noch einmal um, immer noch unschlüssig – es war geradezu zynisch, dass sich der Schmerz immer genau nach der Hälfte der Strecke einstellte –, und plötzlich war dort, wo mein Fuß den harten, porigen Asphalt erwartete, etwas anderes, gab etwas nach. Ich glitschte mit der rechten Hacke nach vorne, nur wenige Zentimeter, doch das reichte, um zu straucheln. Ich stolperte, trat dabei mit dem nächsten Schritt auf einen Asphaltwulst und knickte um. Ein paar Meter schlingerte ich in gebückter Haltung weiter, die Arme in Erwartung des Aufpralls nach vorne gestreckt, doch ich konnte die Energie des Laufes abfangen und einen Sturz verhindern. Ich streckte mich, schüttelte die Beine aus, humpelte weiter, pendelte mit den Armen vor und zurück und schaute mich noch einmal um. Ein nasses Blatt oder eine Nacktschnecke. Verdammt. Jetzt war ich komplett aus dem Takt. Die Maschine war stehen geblieben, und ich wusste nicht, ob ich sie noch einmal anwerfen konnte.

Ich ließ meine Arme kreisen, erst vor, dann zurück, ein paar Mal, wie ein Schwungrad. Früher hatten wir das immer Windmühle genannt und drehten unsere Arme schneller und schneller, als wollten wir abheben. Ich versuchte, mit dem rechten Fuß aufzutreten, sacht. Es fühlte sich an, als würde ich auf

Schaumstoff laufen. Eine Bänderdehnung, hoffentlich kein Riss. Birte würde zu Hause mit dem Abendessen beginnen, sie würde auf mich warten, jetzt schon, und die Kinder beruhigen. Ich hätte nicht die große Runde laufen sollen. Ich hätte überhaupt nicht laufen sollen heute, nachdem ich schon den ganzen Vormittag am Haus gearbeitet hatte. Ich stemmte die Arme in die Seiten, blieb stehen und schaute auf die Weide vor mir. Die von den Herbststürmen fast schon leer gefegten Bäume hoben sich gerade noch als schwarze Silhouette vom grauen Himmel ab. Was sollte ich jetzt machen, hier draußen? Bei gutem Lauf würde ich noch zwanzig, fünfundzwanzig Minuten brauchen, im Schritttempo eine Dreiviertelstunde. Ich atmete durch; klare, feuchte Luft. Und diese Stille. Kein Windhauch, keine Vögel, langsam aufziehender Nebel. Sollte ich weiterlaufen oder umkehren? Ich entschied mich für das Umkehren.

Behutsam trat ich mit dem rechten Fuß auf, auch wenn es schmerzte, irgendwie musste es gehen. Langsam setzte ich mich wieder in Bewegung, fiel in einen leichten Trab und versuchte, über den Atem meinen Rhythmus wiederzufinden. Eins. Zwei. Drei. Aber alle Leichtigkeit war verloren, es fühlte sich nur noch an wie die Simulation eines Laufs, als wäre ich aus einer Rolle gefallen und würde sie trotzdem pro forma weiterspielen. Nach einigen Metern kam ich an der Stelle vorbei, an der ich umgeknickt war. Aus einer Nacktschnecke quollen die Gedärme, andere Nacktschnecken hatten sich strahlenförmig um sie herum gruppiert und machten sich über die Reste her. Sie fraßen aneinander.

Nach ein paar Hundert Metern stieß ich wieder auf den Hauptweg. Aus Gewohnheit schaute ich einmal nach rechts, und plötzlich stand da jemand, mit einer blauen Jacke, kaum fünfzig Meter von mir entfernt. In der Dämmerung konnte ich ihn nicht mehr richtig ausmachen, aber es sah nicht so aus, als würde dieser Jemand joggen. Ich beschleunigte, trotz der Schmerzen in meinem Knöchel, auf der langen Gerade nach Norden. An Sommerabenden liebte ich diese letzte Tangente, auf der ich noch einmal alles aus mir herausholte; nichts mehr sehen, nichts mehr denken, nicht mehr abbiegen, einfach hineinlaufen in diesen blauen Himmel. Heute bereitete sie mir unendliche Mühe. Es war so zäh, mein Körper war so zäh. Laufen. Atmen. Den Schmerz wegatmen. Ich spitzte die Lippen, sodass mein Ausatmen zu einem pfeifenden Geräusch wurde und das Einatmen in der Lunge stach. Einmal drehte ich mich noch um und meinte, den blauen Punkt am Ende des Weges auszumachen, kaum noch zu unterscheiden von der aufziehenden Nacht.

Das Ziel vor Augen, ignorierte ich den Schmerz und den wieder einsetzenden Regen. Mein ganzer Körper war angefüllt vom Willen, so schnell wie möglich nach Hause zu kommen. Der Schweiß lief an meinen Schläfen hinunter, den Hals entlang, die Haare waren nass. Irgendwann, ich hatte jedes Zeitgefühl verloren, bog ich rechts in die Gniddenborg ein, vorbei an der alten Zimmerei, wo Sczerny seine rustikalen Bänke aus halben Eichenstämmen zu teuer verkaufte, vorbei am Schützenverein, mit dem riesigen, außen an die Festhalle gemauerten Schlot, der bei mir immer den Eindruck erweckte, hier draußen würden okkulte Praktiken abgehalten, hundert Meter weiter links in den Schlehenweg, dann hatte ich es geschafft. Am Ende des Weges lag die Nummer 19, hinter alten Eichen und Birken, ein dreckiges, umgewühltes Stück Land. In den Reifenspuren der Radlader sammelte sich das Wasser, und mittendrin stand unser Haus.

Nachdem wir uns entschlossen hatten, von Hamburg aufs Land zu ziehen, hatten wir den Hausbau ein Jahr lang akribisch geplant. Voller Euphorie hatten Birte und ich die Höhe der Räume, die Lage der Fenster und die der Terrassen festgelegt, hatten uns endlos mit Fliesenfarben, Pflastersteinen und Fensterformen beschäftigt. Unser Heim sollte etwas Besonderes werden, ländlich, aber zugleich modern, es sollte sich einfügen in die dörflichen Traditionen, sie aber zugleich neu interpretieren und einen Hauch Urbanität ausstrahlen – und immer, wenn ich auf das Haus zukam, spürte ich, dass es gelungen war.

Ich beugte mich nach vorne, stützte mich mit den Händen an der Hauswand ab und blieb eine Minute so stehen. Mein Herz pumpte und schlug von innen gegen den Brustkorb. Ich stieß die Luft aus, wartete. Allmählich normalisierte sich mein Atem. Ich schüttelte meine Füße und Arme aus und ging vorbei am Carport, der bislang nur eine von Folien überspannte Konstruktion aus Kanthölzern war. Die Folien schlappten bei jedem Windhauch gegen das Holz, bei stärkerem Wind knatterten sie wie eine Fahne am Mast, und bei Regen hörten wir das leise knisternde Trommeln der Regentropfen, wenn wir im Bett lagen. Wir konnten den Carport nicht weiterbauen, solange die Sache mit der Fassade nicht geklärt war. Noch einmal lehnte ich mich schräg gegen die Tür, dehnte die Waden, atmete tief durch, dann drehte ich den Schlüssel im Schloss und betrat das Haus.

Im Windfang lagen die Sachen der Kinder auf dem Boden verstreut, die roten Gummistiefel von Jeremias, die gelbe Regenjacke von Sophie, Strickmützen und Handschuhe, und gerade, als ich alles mit dem Fuß ein wenig zur Seite schob, bog Birte voller Schwung um die Ecke. Sie kam aus dem Bad, in jeder Hand eine Kinderzahnbürste, sie war barfuß und trug einen Rock, der im Gehen wippte. Ihre Haare hatte sie mit einem Haushaltsgummi zusammengebunden, doch der Zopf war bereits in der Auflösung begriffen, und die Haare fielen ihr ins Gesicht.

»Da bist du ja.«

»Tut mir leid, dass ich so spät bin.« Ich stützte mich an der Wand ab und versuchte, auf einem Bein stehend, den Schnürsenkel zu lösen. »Ich bin umgeknickt.«

»Jaja. Das hast du neulich auch gesagt, und dann war es nichts.«

»Diesmal ist es anderes. Wirklich.«

»Na, zeig mal her.«

Birte hockte sich hin, rollte meine Laufhose nach oben und drückte vorsichtig auf dem Knöchel herum. Ich stöhnte, sagte »ja, da« oder »da eher nicht so«. Die beiden Zahnbürsten hatte sie auf dem Schlüsselregal abgelegt, ein länglicher Kasten aus Kirschholz, den wir vor Kurzem gekauft hatten, obwohl er eigentlich zu teuer gewesen war. Eine der Zahnbürsten war umgekippt, und die Zahnpasta glitt langsam an den Borsten hinunter, doch ich befand mich, solange Birte an meinem Knöchel herumdrückte, in einem Zustand angenehmer Lähmung, der es mir unmöglich machte, auf irgendetwas anderes zu reagieren.

Die Kinder hatten mittlerweile gemerkt, dass etwas nicht stimmte, da Mama mit den Zahnbürsten nicht aus dem Bad zurückkehrte. Jetzt kamen sie angerannt. »Papa. Was hast du? Bist du krank?«, rief Sophie.

»Nein, alles in Ordnung. Ich bin nur umgeknickt.«

»Mama, schaust du dir meinen Fuß auch mal an?« Sophie versuchte, ihren Fuß neben meinen auf die Sitzbank zu stellen, schaffte es jedoch gerade so, ihn waagerecht daraufzulegen.

»Ja, zeig mal.« Birte inspizierte Sophies Fuß, klopfte hier und drückte da und sagte dabei »aha, interessant«, und jetzt zog auch Jeremias seine Hose hoch und versuchte, seinen Fuß auf die Sitzbank zu stellen, wobei er Sophie wegdrängte, was wiederum Sophie empörte, denn sie sei zuerst da gewesen und das sei *unfair.*

»Und, was meinst du nun?«, fragte ich dazwischen.

Birte rieb noch einmal mit beiden Händen über den Knöchel und meine untere Wade, als wolle sie mich wärmen, und sagte: »Ist ein wenig geschwollen. Aber nicht blau. Soll ich dir einen Verband anlegen?«

»Nein, bloß nicht«, sagte ich, dann sah ich am Ende noch wirklich beeinträchtigt aus, und wenn man so aussah, dann fühlte man sich auch so, und dann strahlte man es auch aus. Ich sah mich am Mittwoch mit einem gegipsten Bein aufs Podium humpeln und den Vortrag halten. Vielleicht würde meine Versehrtheit die Zuhörer sogar für mich einnehmen. *Obwohl es an diesem Tag nur um digitale Erlösmodelle geht, ist dies hier,* ich würde meinen Fuß hinter dem Stehpult hervorstrecken und darauf zeigen, *das Ergebnis einer rein physischen Betätigung.* Lacher. Oder? Lieber nicht. Das wäre zu billig.

»Ich schaue es mir nachher noch mal an. Erst müssen die Kinder ins Bett.«

»Kann ich vorher noch was essen?«

»Jeremias ist ziemlich durch.«

Sie drückte den beiden die Zahnbürsten in die Hand und schob sie von hinten leicht an. »Ab ins Bad.« Zu mir gewandt, sagte sie noch: »Wir müssen übrigens gleich noch mal was besprechen.«

Ich ging hinüber ins Wohnzimmer und stakste über auf dem Boden verteiltes Kinderspielzeug, das sich vom hellen Grau des Sichtbetons wie eine Schicht bunter Streusel abhob. Auf dem Esstisch standen noch immer die Überreste des Abendessens: Wurst, Käse, vollgekrümelte Brettchen, Gurkenschalen, Brotkanten. Jeremias hatte wieder nur die weiche Mitte seiner Brotscheibe gegessen und die »Rinde«, wie er es nannte, säuberlich von innen abgenagt. Es sah aus, als habe auf dem Tisch die Schlacht einer winzigen Armee stattgefunden. Ich schob mir eine Gurkenscheibe von Sophies Teller in den Mund und musste an Sisyphos denken. Wie viel Energie sollte man aufwenden, um einen bestimmten Grad der Ordnung aufrechtzuerhalten? Wenn ich heute eine Stunde aufräumte, würde es morgen nach dem Frühstück wieder so aussehen, wenn ich nach dem Frühstück aufräumte, würde es nachmittags wieder so aussehen. Lohnte sich das? Wäre es nicht einfacher, sich mit dem Chaos abzufinden? Dauerhaft in einem Sumpf aus Klamotten und Kinderspielzeug zu leben? Ich musste zugeben, dass mich manchmal diese Fantasie überkam, aber es war müßig, darüber nachzudenken. Eine Familie zu haben bedeutete, eine bestimmte Ordnung zu bewahren, jahrelang, jahrzehntelang. Vielleicht bestand darin sogar ihr eigentlicher Sinn. Ich schlang ein angebissenes Käsebrot hinunter, dachte darüber nach, was Birte mit »wir müssen was besprechen« gemeint haben könnte, ohne zu einem Ergebnis zu kommen, dann duschte ich rasch und zog mich um. Als ich zurück ins Bad kam, standen die Kinder vor mir in Schlafanzug und Nachthemd und schauten mich mit ihren großen Augen an. Jeremias fielen die Haare über die Augen, wir hatten es wieder nicht geschafft, seinen Pony zu schneiden. Ich sah mich als Kind im Bad stehen, ich sah mich hinaufschauen zu meinem Vater, der abends kontrollierte, ob ich die Zähne richtig putzte, und morgens, ob ich vernünftig gekämmt war und mein Unterhemd in der Hose steckte. Es passierte in letzter Zeit häufiger, dass ich die Welt durch die Augen meiner Kinder sah und auf der anderen Seite mich selbst erblickte. Und was ich dort auf keinen Fall sehen wollte, war mein eigener Vater. Ich wusste nicht, ob mir das gelang, oder ob nicht der Versuch, das Gegenteil meines Vaters zu sein, das Gegenteil bei meinen Kindern bewirkte und wiederum Eigenschaften meines Vaters in ihnen hervorholte. Man entkam der Dynamik der Generationen nicht, man konnte tun, was man wollte.

»Fertig?«, rief ich. »Dann ab ins Bett.«

»Nö!«

»Doch!«

»Nöhö!«

Ich schnappte mir Sophie und hob sie hoch, sie kreischte, halb vor Freude, halb vor Schreck. Dann schwang ich diesen gar nicht mehr so leichten, knapp zwanzig Kilo schweren Körper einmal herum, spürte ein Stechen im Knöchel, humpelte mit ihr auf dem Arm in ihr Zimmer und warf sie spielerisch aufs Bett. Wir schauten uns zusammen ein Piratenbuch an, dann knipste ich das Licht aus und blieb noch, die Hände hinter dem Kopf verschränkt, ein paar Minuten neben ihr liegen. Meist genoss ich diesen Moment der Ruhe und des Schweigens; manchmal blieb ich sogar noch liegen, obwohl Sophie längst schlief, starrte einfach ins Dunkel oder döste vor mich hin und spürte dem Tag nach, dann wollte ich gar nicht mehr hinaus in den Abend, den Tisch abräumen, die Küche aufräumen, Mails schreiben, dann würde ich am liebsten einfach dort liegen bleiben und bis zum Morgen durchschlafen.

»Papa?«

»Ja?«

»Ich hab Angst.«

»Wovor denn?«

»Ich hab einfach Angst.«

»Du brauchst keine Angst zu haben. Ich bin doch da.«

Sophie nahm meine Hand und legte sie unter ihren Kopf, ihre Wange passte genau in meine Handschale.

»Papa, ich hab so Angst.«

»Wovor denn?«

»Ich hab immer diesen blöden Traum.«

»Welchen denn?«

Sie zögerte. »Wenn ich es sage, kommt er wieder.«

»Nein, es ist besser, es auszusprechen, dann hat man weniger Angst.«

»Na gut.« Ich spürte, wie sie noch immer mit sich rang, ob sie mir davon erzählen sollte. »Ich träume immer, dass ich zu Stein werde.«

Sie hatte in letzter Zeit immer wieder diesen Traum, sie hatte überhaupt viel mit Albträumen zu kämpfen. Es reichte schon, dass jemand von einer Beerdigung erzählte, dass jemand das Wort »Monster« in den Mund nahm, oder sie einen Kinderfilm sah, in dem eine Hexe damit drohte, die Kinder in Stein zu verwandeln, und schon begann sie sich zu fürchten. Ich erinnerte mich daran, dass auch mir – ich muss etwa in Sophies Alter gewesen sein, vielleicht ein, zwei Jahre älter – über Jahre hinweg immer derselbe Traum zugesetzt hatte: Ich glitt eine nicht enden wollende, sich in unzähligen Schleifen windende und im Dunkel schwebende Rutschbahn hinunter, verfolgt von einer Hexe, die dicht hinter mir ist, bis ich, am Ende angekommen, in die Leere falle. Immer wieder wachte ich mitten in der Nacht auf, angepflockt an die Dunkelheit, und irrte in meinem Zimmer herum auf der Suche nach dem Lichtschalter, bis ich irgendwann nach meiner Mutter schrie.

Was sollte ich Sophie zu Albträumen sagen? Für sie war der Traum genauso real wie ihre Tage im Kindergarten. Ich konnte ihr versichern, dass er nicht real sei, aber ich war sicher, dass sie mir nicht glauben würde.

»Wenn der Traum wiederkommt, sagst du dir, dass es nur ein blöder Traum war.«

»Aber woher weiß ich denn, dass er nicht echt ist?«

»Ein Traum ist wie eine Geschichte. Er ist nie echt. Man denkt sich das nur aus. Wenn du nachts aufwachst und der Traum war wieder da, musst du dir sagen: ›Ach, das war nur eine Geschichte, das ist nicht echt.‹, okay?«

Sie war mit der Antwort nicht wirklich zufrieden, sondern rollte sich zusammen und legte ihren Arm über meine Brust. Er war leicht und zart, ich spürte sein Gewicht kaum. Ich lauschte auf ihren Atem und hoffte, dass er gleichmäßiger werden würde, dass sie langsam in den Schlaf hinübergleiten würde. Mein Fußgelenk puckerte wie ein entzündeter Zahn. Ich bewegte den Fuß leicht nach links und rechts, versuchte, ihn kreisen zu lassen, und hatte das Gefühl, dass es schon ein wenig besser ging. Plötzlich sprang draußen die Leuchte über der Haustür an. Das Licht schlug durch die Rollladenschlitze auf die gegenüberliegende Wand und stand dort wie ein Leuchtkäferbataillon in Reih und Glied. Ich lauschte. Warum sprang die Türleuchte jetzt an? War da jemand? Es war nichts zu hören. Nach wenigen Sekunden erlosch das Licht, und auf meiner Netzhaut glühte das Muster noch einige Sekunden nach. Ich hob Sophies Hand von meiner Brust und legte sie auf das Kissen, sie seufzte, schon im Schlaf, dann tastete ich mich im Dunkel aus dem Zimmer und trat, geblendet vom Licht, in den Flur.

Im Wohnzimmer sah es immer noch so aus wie vorher. Ich hatte, wenn ich aus einem der Kinderzimmer kam, immer die leise Hoffnung, dass Birte schon vor mir hinausgekommen war, ich ein aufgeräumtes Wohnzimmer vorfinden würde und mir in Ruhe ein Glas Wein einschenken könnte. Ich war mir sicher, dass es Birte genauso ging; es war eine Art stiller Wettkampf zwischen uns, weniger aus Böswilligkeit als aus Erschöpfung. Wer blieb am längsten bei einem der Kinder, um nicht als Erster ins unaufgeräumte Wohnzimmer zu kommen.

Ich schmierte mir noch ein Brot, klappte kauend meinen Laptop auf und rief meine Mails ab. Toni fragte, ob mit Berlin alles klargehe und ob ich gut vorbereitet sei. Ja, alles o. k., schrieb ich zurück, der Vortrag sei im Wesentlichen fertig, ich würde die Tage noch mal proben, und dann könnten wir nur hoffen. Ich klappte den Laptop wieder zu und lehnte mich unschlüssig im Stuhl zurück. Sollte ich den Tisch abräumen oder mich aufs Sofa setzen und meinen Fuß schonen? Birte hätte dafür sicher Verständnis. Ich warf einen Blick auf die Uhr. Halb neun. Der *Tatort* hatte schon angefangen. Aber dann fiel mir etwas anderes ein. Ich ging hinüber zur Glasfront im Wohnzimmer, drehte den Hebel der Terrassentür und zog die schwere Tür auf.

Die feuchte Herbstluft drang ins Wohnzimmer. Ich machte ein paar Schritte hinaus und sog die Nachtluft ein. Das Licht aus dem Wohnzimmer hinter mir lag auf der Erde wie ein hauchdünner, gelblicher Stoff, ich sah meinen daraus ausgeschnittenen, schwarzen Schatten vor mir, der Kopf reichte fast bis zu den Eichen, hinein ins dunkle Unterholz. Es regnete noch immer, ein feiner Nieselregen, der auf die Blätter fiel, sich dort sammelte und dann mit einem dunklen, leisen *pock* auf die Erde tropfte. Ich humpelte mit eingezogenen Schultern dicht am Haus entlang nach vorn zum Eingang, stellte mich vor die Haustür, als wolle ich sie aufschließen, und die Lampe tat, was sie tun sollte. Sie sprang an, wenn man dicht vor der Tür stand, und nach wenigen Sekunden erlosch das Licht wieder. Ich schaute an der Hauswand hinauf. Mehrere feine Risse zogen sich über den Putz bis unter die Dachtraufe, die Fassade glänzte nass im Schein der jetzt wieder durch meine Bewegung anspringenden Lampe. Ich fuhr mir mit der Hand über den Kopf und wischte sie anschließend an meiner Jeans ab. Dann eilte ich zurück ins Wohnzimmer. Drinnen begann ich, den Tisch abzuräumen, und kurz darauf trat Birte ins Wohnzimmer und schloss leise die Tür hinter sich. Sie hatte sich bunte Wollsocken angezogen, die ihr fast bis unter das Knie reichten.

»Wie ging's mit Sophie?«, fragte sie, sammelte Spielzeug vom Boden und warf es in eine Kiste.

»Sie hat immer noch diesen Albtraum.«

»Den mit den Steinen?«

»Ja. Und bei Jeremias?«

»Er war schon fast drüber. War ein hartes Stück Arbeit.«

Ich verpackte den Käse in Käsepapier und schob ihn in den Kühlschrank, wickelte das Brot wieder ein und legte es in den Brotkasten, als Birte aus einer Schublade einen Brief zog.

»Hier, vom Anwalt. Ich hab's heute erst aus dem Briefkasten geholt.«

Sie reichte mir einen aufgerissenen Briefumschlag zusammen mit einem mehrseitigen Schreiben, auf das ich, mich gegen den Esstisch lehnend, einen flüchtigen Blick warf. *Die Ergebnisse der Feuchtigkeitsermittlung an den Porenbetonteilstücken der Proben 1 und 2 zeigen, dass der Feuchtigkeitsgehalt in den äußeren 15 cm des zweischaligen Porenbetonmauerwerks annähernd konstant ist.*

»Sie legen Widerspruch ein und beantragen ein Gegengutachten«, sagte sie.

»Wer?«

»Der Verputzer und Stauff, die Firma, die den Putz herstellt. Sie wollen das nicht auf sich sitzen lassen.« Ihre Stimme sank und zitterte leicht.

Ich hielt das Papier in den Händen und schaute noch einmal betroffen auf die Seiten. So richtig verstand ich immer noch nicht, worum es ging. *Aufgrund der am Putzmörtel ermittelten Druckfestigkeiten könnte dieser in die Kategorie CS III (3,5* N/mm^2 *bis 7,5* N/mm^2*) nach der Norm DIN EN 998-1 eingruppiert werden.*

»Weißt du, was das bedeutet? Vermutlich muss ein neues Gutachten her, das heißt endlose Briefe und Termine beim Anwalt und ...«, Sie hielt sich die Hand vor die Augen. »Jonas, das macht mich alles fertig.«

Das Problem war die Fassade. Der Putz passte nicht zum Stein oder der Stein nicht zum Putz, er war zu früh oder zu spät aufgetragen worden. Irgendjemand hatte in diesem riesigen Puzzle ein Teil falsch eingesetzt, und das reichte, um das Ganze ins Wanken zu bringen. Es hatte ein erstes Gutachten gegeben, in dem, soweit wir das verstanden hatten, eindeutig festgestellt worden war, dass der Verputzer den falschen Mörtel verwendet hatte. Und nun das.

Der Verputzer hatte sich Stauff an die Seite geholt, Widerspruch eingelegt und ein Gegengutachten in Auftrag gegeben, in dem sie beweisen wollten, dass der Putz richtig, aber der Wandaufbau falsch sei, die Schuld also nicht bei ihnen, sondern beim Maurer liege. Wir wussten nur eins: Über die gesamte Fassade zogen sich feine, meterlange Risse, und je länger das nicht behoben wurde, umso schlimmer würde es werden, da Feuchtigkeit unter den Putz drang und die Dämmung beschädigte, schlimmstenfalls so sehr, dass man das Haus neu bauen müsste.

Birte hatte sich gegen die Kücheninsel gelehnt, die Arme um sich selbst geschlungen, und schaute mit geröteten Augen auf einen entfernten Punkt im Raum. Mit ihrem Rock und den bunten Wollsocken, die an den Fersen kleine Löcher hatten, erinnerte sie mich an früher, an unsere Studentenzeit, an unsere WG auf der Veddel, an unsere ersten Jahre, in denen wir häufig so in der Küche gestanden und uns mit uns selbst beschäftigt hatten, in unserer existenzialistischen Phase, in der wir die Fragen unserer Jugend für die Fragen der Welt hielten. Heute kam es mir so vor, als betrachtete ich diese Zeit durch ein umgekehrtes Fernglas; alle Probleme wirkten lächerlich klein und bedeutungslos.

»Ich weiß nicht, ob wir das alles schaffen. Ich dachte, wir seien mit dem Gröbsten durch, und jetzt brennt es an allen Ecken und Enden. Die Nachfinanzierung, der zweite Bauabschnitt und jetzt das.«

»Du, das wird schon.« Ich stieß mich vom Esstisch ab und humpelte auf sie zu, fiel, ein wenig theatralisch, gegen sie und legte meine Arme um ihre Schultern.

»Jetzt übertreibst du es aber mit deiner Verletzung.«

»Nur ein bisschen.«

Sie knuffte mich mit dem Ellenbogen, aber das Wichtigste war, dass sie wieder lachte.

»Das erste Gutachten ist eindeutig, der Gutachter hat jeden Zweifel ausgeschlossen. Beim Verputzen ist ein Fehler passiert, und der muss behoben werden, fertig.«

»Aber wenn sie auf Zeit spielen? Wenn sie es einfach bis zum Ende durchziehen? Ich weiß nicht, ob ich einen jahrelangen Prozess durchstehe.« – »Natürlich stehen wir das durch. So weit wird es gar nicht kommen, du wirst sehen.«

Ich sah an ihren Augen, dass ich sie nicht hundertprozentig überzeugen konnte, dazu fehlten mir im Moment die Argumente und vielleicht auch die nötige Überzeugungskraft, aber sie war dankbar für meine Zuversicht und gern bereit, mir zu glauben.

»Ich mache morgen gleich einen Termin mit dem Anwalt.«

Sie schlang ihre Arme um meine Taille und legte ihren Kopf auf meine Schulter. Ihr Atem erzeugte ein warmes, feuchtes Nest an meinem Hals, und so standen wir eine Minute oder zwei in der Stille unseres Wohnzimmers, das wir uns so oft, über Pläne gebeugt, vorgestellt und ausgemalt hatten. Irgendwann nahm ich ihren Kopf in meine Hände und schaute sie an, die leicht gebogene Nase mit der abgeflachten Nasenwurzel, ihre kräftigen und zu den Schläfen hin ausfransenden Augenbrauen, ihre helle Haut, über die sich Sommersprossen verteilten, die jetzt, im Herbst, langsam anfingen zu verblassen, ihre dunklen Augen und die dunkelblonden Haare, durch die ich mit meinen Fingern wie mit einem Kamm fuhr. Birte strich mit den Fingerkuppen auf diese bestimmte Art über mein Ohr, fuhr daran hinauf und hinunter, drückte an meinem Ohrläppchen herum, wie immer, wenn sie Lust auf mich hatte, sie neigte ihren Kopf und öffnete ihre Lippen. Unsere Zungen balgten kurz miteinander, bevor unsere Lippen aufeinandertrafen, und es fühlte sich an wie ein angenehm auf der Haut liegendes Kleidungsstück, das man lange nicht getragen hatte. Sie öffnete sich, ihr ganzer Körper öffnete sich, so plötzlich, dass ich ganz überrascht war. Aber es gab diese Momente, in denen sich die Nähe aus sich selbst nährte und eine Resonanz erzeugte, die sich blitzschnell zu meterhohen Wellen aufschaukeln konnte. Birte schob mich hinüber zum Sofa, zu unserem alten, fleckigen Sofa, das in diesem riesigen Wohnzimmer stand, als hätten es die Arbeiter vergessen. Ich stellte mir kurz vor, wie wir jetzt auf einer Minotti-Sofalandschaft landen würden, mit viel Platz für das Sich-Ausziehen, Sich-Wälzen, Sich-Lieben, aber im Moment war ich vollkommen zufrieden mit diesem hohlen Zweisitzer, auf dem wir uns schon so oft geliebt hatten. Ich hoffte inständig, dass jetzt nicht eines der Kinder ins Wohnzimmer gelaufen käme, wie so oft, verschlafen, sich die Augen reibend, weinend, Mama rufend, während wir schnell den Fernseher ausschalteten. Birte lag auf dem Sofa, ich betrachtete ihre Hüfte, die Beckenknochen, die steil und spitz hervorragten, der Rock war hochgeschoben, und der Slip klebte zwischen ihren Beinen, leicht verrutscht. Ich fuhr mit meinem Zeigefinger über ihre Taille, an der Oberkante ihres Slips entlang, berührte ihren Bauch mit meiner ganzen Hand, ich fasste sie an und war berauscht von dieser plötzlichen Nacktheit. In den letzten Monaten waren unsere Körper zu Tabuzonen verkommen, in denen wir uns nur leise und ängstlich bewegt hatten; wir waren stillschweigend darin übereingekommen, uns nur noch an den unverbindlichen Stellen unserer Körper zu berühren, am Unterarm, an der Schulter, an der Wange, im Vorbeigehen, meist funktional, wenn man den anderen auf etwas hinweisen oder sich für etwas bedanken wollte. Doch jetzt brachen wir aus der Umzäunung aus. Es war alles ganz leicht, als wäre es das Selbstverständlichste der Welt, und ich fragte mich, warum uns das so schwergefallen war. Birte richtete sich auf, löste ihren BH und zog ihren Slip aus. Jetzt sah ich die Narbe über ihren Schamhaaren, ein blasser Wulst, der den Bauch von der Scham trennte, ein rosafarbenes Band, das von einem Beckenknochen zum anderen reichte.

Birte schien mein minimales Innehalten zu bemerken, sie bewegte sich, soweit es ihre Lage zuließ, zur Seite, drehte sich weg aus meinem Blick. Ich strich über ihren Bauch, die Narbe, die Oberschenkel, neigte meinen Kopf und meine Lippen auf ihre Brüste, den Bauchnabel. Ein Geschmack von früher, etwas weit Entferntes, wie ein Geruch, der einen anweht und eine vergessene Erinnerung auslöst, in die man eintreten kann wie in einen heimatlichen Raum.

Als ich mich auf sie legte, spürte ich, wie angespannt wir beide waren, wie ungewohnt dieser Anfall von Lust dann doch war. Ich spürte ihre Brüste unter meinen Brusthaaren wie zwei weiche, flache Kissen, ich stützte mich mit den Fingerknöcheln auf dem groben Stoff des Sofas ab, dabei musste ich an eines der letzten Male denken, als wir miteinander geschlafen hatten, ebenfalls auf einem alten Sofa, vielleicht war es sogar der Abend gewesen, an dem wir Jeremias gezeugt hatten. Es war in einem Sommerurlaub an der Ostsee. Tagsüber die Blickachsen durch die Strandkörbe auf das sich in der Sonne aalende, gerötete Fleisch, Fleisch mit Dellen und Narben, das neu ankommende, weiße Fleisch, die noppige Oberfläche der Cellulitis oder mit violetten Äderchen durchsetztes altes Fleisch, ganze Landschaften aus Fett, die in der Sonne ausgestellt wurden, damit sie später etwas appetitlicher aussahen. So viel Fett, so viel westeuropäisches Fett der Übersatten, hatte ich damals gedacht, und doch hatte mich, der tägliche Anblick dieses übervollen Tisches über alle Maßen erregt. Und auch Birte hatte ständig Lust auf mich und so haben wir, nachdem wir Sophie ins Bett gebracht hatten, fast täglich auf einem alten Sofa in der Ferienwohnung miteinander geschlafen. Aber warum musste ich ausgerechnet jetzt, während wir miteinander schliefen, daran denken, wie wir irgendwann einmal miteinander geschlafen hatten? Birte streckte ihren Kopf nach hinten, ihr Hals dehnte sich, ihre Kehle und ihr Kinn zeigten nach oben, ihr Nacken tanzte auf der Sofalehne, die Haare wippten und streiften fast den Boden, sie öffnete die Beine noch ein wenig mehr, ich packte ihre Hüften und presste mein Becken hart gegen ihres. Aus einem der Kinderzimmer kam ein Geräusch, ein Krächzen oder Rufen. Wir hielten den Atem an und waren leise, lauschten, die Küchenuhr tickte, mein Schwanz pulsierte in ihr, sonst stand die Zeit still. Nach einer Weile atmeten wir erleichtert aus, ich bewegte mich noch etwas in ihr, dann rollte ich mich von ihr hinunter und versuchte, so gut es ging, mich neben sie zu legen. Sie legte ihren Kopf auf meine Schulter, schob ein Bein über meinen Bauch, und schweigend schauten wir in dieselbe Richtung an die Decke, als gäbe es dort oben, in vier Metern Höhe, etwas anderes zu sehen als das blanke Stromkabel.

Irgendwann wurde mir kalt. Ich stand auf, holte eine Decke und breitete sie über Birte aus, küsste sie noch einmal auf den Haaransatz, dann goss ich mir ein Glas Wein ein, setzte mich an den Esstisch und klappte meinen Laptop auf. Das bläuliche Licht fiel auf den Tisch und meine Brust. Ich hatte eine Antwort von Toni im Postfach. Hoffen sei nicht genug, schrieb er, er wolle nun mal langsam Ergebnisse sehen. Smiley dahinter. Er komme morgen Vormittag mal im Büro vorbei. Idiot, dachte ich, soll er den Vortrag doch selber halten. Die Mail eines Kunden, dass mit unserer Homepage etwas nicht stimme. Sie sei teilweise nicht erreichbar. Sofort surfte ich auf unserer Seite vorbei. Der Relaunch und die Umstellung des Protokolls auf SSL hatten doch erhebliche Probleme mit sich gebracht. Ich klickte mich zügig durch die Unterseiten, und tatsächlich erschien auf einer der Seiten *Error 404 – not found.* Verdammt.

Wer weiß, wie lange das schon so ging. Ich schickte Rico, unserem Programmierer, den Link, mit der Bitte, sich das schnellstmöglich anzuschauen. Wenige Sekunden später bekam ich die Antwort, dass er das gleich morgen früh tun würde. Ich klickte mich noch durch ein paar neue Publisherprofile, eine Bloggerin aus dem Iran, ein Veganer-Podcast, ein Nachbarschaftsblog. Mit gemischten Gefühlen klappte ich den Laptop wieder zu, und trank den Wein aus. Es war mittlerweile zehn. Ich war müde, und vor mir lag eine harte Woche. Birte sammelte ihre Klamotten vom Boden auf und verschwand in der Küche. Ich erhaschte noch einmal einen Blick auf ihre Hüften, die mit ihren Schritten abwechselnd wippten, und hatte schon wieder Lust auf sie. »Birte?«

»Ja?«

»Warst du vorhin noch mal draußen, an der Haustür?«

»Nein, wieso?«

»Das Licht ist schon wieder angesprungen.«

»Wahrscheinlich eine Katze oder so.«

»Da war noch nie eine Katze.«

»Ich geh jetzt schlafen, kommst du auch?«

2

Ich war an diesem Montagmorgen müde, und ein unbestimmter Druck lastete auf meinem Nacken. Der Diesel des Passats wummerte. Mit einem Tritt aufs Gaspedal zog ich an den Wagen rechts neben mir vorbei. In Gedanken ging ich noch einmal die Termine des Tages durch. Telefonat mit Frieda, unserer Grafikerin, Marketingsitzung mit *torpedo,* Toni wollte im Lauf des Vormittags vorbeikommen, dann die Sache mit der Homepage, den Anwalt anrufen, den Vortrag überarbeiten. Ich konnte es nicht genau benennen, doch bei dem Gedanken an Toni hatte ich ein mulmiges Gefühl. Seine Mail gestern klang eine Spur zu hart, fast höhnisch. Wir hatten Joinvision vor gut drei Jahren zusammen gegründet und das Unternehmen Schritt für Schritt aufgebaut. Ich mit meiner Arbeit, er mit seinem Geld. Die meiste Zeit kamen wir gut miteinander aus, aber es gab Tage, da war er wie ausgewechselt und vertrat seine Interessen mit einer kühlen Distanz, die mir Angst machte.

Vor mir glühten die Rücklichter eines Lieferwagens auf, ich stieg in die Bremsen, musste mehrmals hart nachtreten, um auf vierzig runterzukommen, dann zog der Verkehr wieder an. Mit einem Mal wurde mir klar, dass im Hintergrund noch ein ganz anderer Prozess ablief, als ich, fast träumend, in ein Nebelfeld hineinfuhr. Dieser Morgen hatte etwas Unwirkliches, Traumhaftes, links die abgeernteten Felder, darüber die hellen Nebelschwaden, die an einem bestimmten, kaum auszumachenden Punkt wie von einer schwachen Glühbirne erleuchtet schienen. Ja, im Hintergrund lief ein anderer Prozess ab und beanspruchte Ressourcen: Es war der Vortrag am Mittwoch in Berlin. Wenn ich mir vorstellte, wie ich vor ein-, zweihundert Menschen stand, kroch etwas in mir hoch, ein dunkles Tier, das sich aus dem Magen herauf die Speiseröhre entlang in mein Hirn zwängte, um sich dort auszubreiten und alles andere zu lähmen. Ich kämpfte das Tier nieder, indem ich mir mehrfach sagte, dass ich im Moment auf der Autobahn Richtung Hamburg unterwegs war, dass es also gar keinen Grund zur Panik gab. Was aber, wenn das Tier am Mittwoch mit der gleichen Kraft meinen Körper hinaufkriechen würde? Mit welchen Argumenten könnte ich es niederringen, *während* ich redete?

Hinter Veddel verließ ich die A 75, überquerte die Elbe, linker Hand erhoben sich die Hafenkräne wie riesige, mechanische Giraffen, ich bog auf die Amsinckstraße ein, passierte die Deichtorhallen und parkte in der Nähe des Steintorplatzes. Wir hatten vor drei Jahren ein für Hamburger Verhältnisse günstiges Büro in einem Sechzigerjahre-Altbau gefunden, in der Nachbarschaft von Spieltreffs, türkischen Handyläden und billigen Hostels. In die alte Merkur-Spielhalle nebenan war vor Kurzem ein Coworking-Space eingezogen. Schon jetzt saßen vereinzelt Freelancer, meist junge, bärtige Männer, auf Barhockern vor hellgrünen Wänden und blickten in das Licht ihres Laptops. Im Sommer roch es hier nach Döner, nach Zigarettenrauch und billigem Parfüm, je nachdem, wie der Wind stand, nach Algen und Fisch. Aber an diesem kühlen Morgen roch Hamburg nach gar nichts. Ich drückte die schwere Eingangstür auf und fuhr mit dem Aufzug in den fünften Stock. Vor dem Büro stand ein vertrockneter Ficus, wie jeden Morgen nahm ich mir vor, ihn zu gießen, würde es aber im Lauf des Tages vergessen, um morgen früh wieder daran zu denken.

Im Büro roch es nach starkem Kaffee. Rico kam gerade aus der Teeküche. Auf seinem T-Shirt prangte die Zahl 42 und der Satz »Ich habe die Antwort auf alle Fragen«. Freunde hatten es ihm zu seinem zweiundvierzigsten Geburtstag geschenkt. Er grüßte kurz, sagte nur: »Ich bin an der Sache dran.« und verschwand in seinem Zimmer. Unser Büro strahlte die Atmosphäre einer gammeligen WG aus, Möbel vom Sperrmüll, durchgetretene, braungraue Dielen und die billigste Ikea-Küche. Ich holte die letzte Tasse aus dem Schrank, sie trug die Aufschrift

```
if (coffee.empty)
{
coffee.refill ();
}
```

und schenkte mir ebenfalls einen Kaffee ein, goss noch einen Schluck H-Milch dazu und nippte daran. Obwohl der Kaffee nur noch lauwarm war, genoss ich den bitteren Geschmack auf der Zunge, die Ruhe in der engen, dunklen Küche. Ich lehnte mich gegen die Türzarge und blickte in den Flur *meines* Unternehmens, ohne dass mich jemand sofort mit einem Arbeitsauftrag überfiel, ohne dass der Chef im Vorbeigehen wie zufällig auf die Uhr schaute oder ein Kollege »Mahlzeit« sagte. Ich hatte das Gefühl, ganz bei mir zu sein in diesen Momenten, ganz bei dem, was ich erschaffen hatte. Hinten, im letzten Zimmer, klingelte leise das Telefon, vermutlich Frieda, die für uns von Berlin aus die Grafik machte. Ich stieß mich von der Tür ab und ging in mein Büro.

Gegen neun kam der Marketingmensch von *torpedo,* der sich als Lutz vorstellte, ein schlaksiger Mann Mitte dreißig, dunkelgraues Hemd, schwarze Jeans, schwarzes Sakko, schwarze Brille und dünne Haare. Er machte eher den Eindruck eines Theaterregisseurs oder eines Dramaturgen. Nachdem ich ihn in den Besprechungsraum geleitet hatte, holte ich zwei Kaffee und zwei kleine Flaschen Wasser und schloss die Tür hinter mir. Lutz schob seine Visitenkarte über den Tisch, sagte »Erst mal das« und entschuldigte sich dafür, dass er nur allein gekommen sei: Christoph, sein Chef, habe kurzfristig einen wichtigen Auftrag in München, aber er habe den Termin jetzt nicht noch mal verschieben wollen. Ich wendete die Visitenkarte in der Hand – Lutz Jansen, Junior Project Manager, *torpedo marketing* – und versuchte, die Enttäuschung darüber zu verbergen, dass für uns ein Juniorirgendwas zu reichen schien. Routiniert fasste ich zusammen, wie sich Joinvision in den letzten drei Jahren entwickelt hatte, von der Anfangsidee, eine Plattform für unabhängigen Journalismus aufzubauen, hin zum führenden Online-Abonnementsystem, über das man freie Publisher, Blogger, Journalisten oder Vereine mit kleinen Geldbeträgen unterstützen konnte. Ich berichtete von den technischen Schwierigkeiten, die uns auf dem Weg begegnet waren, etwa der Herausforderung, dass wir plötzlich wie eine Bank agieren mussten, da wir aus den unterschiedlichsten Ländern und mit den unterschiedlichsten Bezahlmethoden und Umsatzsteuersätzen Kleinstbeträge einsammelten, um sie nach Abzug unserer Provision an den jeweiligen Publisher weiterzuleiten. Ich erzählte von den Erfolgsgeschichten, von Magazinen, die monatlich fünf- oder zehntausend Euro über uns einnahmen, ich erzählte aber auch die emotionalen Geschichten, von den Watchblogs, von investigativen Journalisten oder den

Bürgerportalen, die dank unserer Technik unabhängig arbeiten konnten. Joinvision sei auf dem besten Weg, *die* Infrastruktur für unabhängige Medien im Netz zu werden.

»Tolle Story«, sagte Lutz, »beeindruckend.«

Er hatte feine Gesichtszüge und wache, leicht nervöse Augen. Ein Quereinsteiger, ziemlich sicher. Vielleicht war es sein erster richtiger Auftrag, und er musste sich jetzt beweisen, vielleicht war die Entschuldigung des Chefs nur vorgeschoben, und er hatte zu ihm gesagt: »Schau doch mal, was du da rausholen kannst.«, und wenn es gut lief, könnte dieser Job sein erster Pluspunkt im Sammelbüchlein auf dem Weg zum Senior werden.

Ich wurde jetzt etwas persönlicher und erzählte ihm, dass ich in Ostdeutschland in kleinbürgerlichen Verhältnissen aufgewachsen sei, es mit viel Arbeit und Willen auf die Journalistenschule geschafft habe, ich erzählte davon, wie ich als junger Redakteur in einer klassischen Magazinredaktion gearbeitet hätte, in einer Zeit, als alle noch einen Haufen Geld verdient hätten, als *Spiegel* und *Focus* vor lauter Anzeigen doppelt so dick gewesen seien wie heute, und alle dachten, das gehe ewig so weiter. Aber es war nicht so weitergegangen. Die Auflagen sanken, die Werbeeinnahmen brachen ein, und die Gehälter und Zeilenhonorare wurden gekürzt. Neue Erlösmodelle im Internet funktionierten noch nicht, aber das wisse er sicher alles selbst. Aus dieser Situation heraus entstand die Idee zu Joinvision. Mit unserer Technik könne sich jeder, der im Internet publiziere, seinen eigenen Abonnentenstamm aufbauen. Ich plädierte dafür, dass wir den Journalismus, vielleicht das gesamte Publizieren, völlig neu denken müssten, weg von elitären Institutionen, hin zu einem demokratischen Publizieren von unten.

»Das ist gut.« Lutz machte sich Notizen. »Das kann man emotional aufladen.« Dann fragte er, was wir uns von einer Marketingkampagne erwarteten.

Ich sagte, dass es uns noch immer an Reichweite fehle. Vor allem müssten mehr Publisher von Joinvision erfahren. Wir hätten jetzt die teure Infrastruktur aufgebaut und bräuchten nun mehr Nutzer, um das Ganze skalieren zu können. Ob wir hundert, tausend oder zehntausend Nutzer hätten, würde für unsere Arbeit kaum einen Unterschied machen, aber für den Umsatz.

Ich merkte, dass ich Lutz unterschätzt hatte. Er erfasste die Lage rasch und entwickelte einige Ideen, sprach davon, die Zielgruppen »granular zu targeten«, davon, dass man diese komplexen und oft intransparent wirkenden Kanäle wie Google oder Facebook mit viel Aufwand transparent machen und die Responsequote exakt analysieren könne. Natürlich müsse man erst mal den Fall genau analysieren und verstehen, ob man eher die Publisher direkt anschreibe, also eins zu eins per E-Mail, oder doch über die Social-Media-Kanäle gehe, das hänge auch davon ab, ob wir ein Mediabudget hätten.

Das Stichwort nutzte ich, um nach den Kosten für eine solche Kampagne zu fragen. Natürlich konterte er direkt mit der Gegenfrage nach dem Budget. Immerhin rang er sich zu der Feststellung durch, dass wir, wenn wir national was bewegen wollten, fünfstellig denken müssten, international eher sechsstellig. Aber man könne mit jedem Budget etwas auf die Beine stellen.

Ich bedankte mich und brachte ihn noch zur Tür, räumte kurz den Besprechungsraum auf und schaute aus dem Fenster. Lutz stieg in einen weißen Smart mit Firmenlogo, neben ihm parkte gerade ein schwarzer 5er-BMW, ein Kombi, der von oben doppelt so lang war wie der Smart. Wie ein Käfer surrte der weiße Wagen davon, und aus dem BMW stieg Toni, hochgewachsen, blonder Haarschopf. Er beugte sich noch mal in den Wagen, holte eine Ledertasche heraus, warf sich einen Schal um den Hals und schloss das Auto. Seine Stoffhose und der olivgrüne Parka waren perfekt aufeinander abgestimmt, nie fand man in seinem Stil den kleinsten Fehler. Er strich sich durch das Haar, schaute nach links und nach rechts und überquerte die Straße. Er hatte eine Art, sich durch das Haar zu streichen, als würde er kurzzeitig eine Mauer von seinem Gesicht wischen, um darunter ein ewig gleiches Lächeln zu zeigen. Einige Augenblicke später hörte ich die Eingangstür auf- und wieder zuklappen, Toni rief »Morgen« ins Büro, und ich stand noch immer am Fenster. Ich riss mich los, ging ihm entgegen, und wir warfen leicht die Arme umeinander, eine Begrüßung, die Nähe nur simulieren sollte. Kein herzliches Auf-die-Schulter-Klopfen, sondern zwischen unseren Körpern blieb eine Handbreit Platz.

»Neues Auto?«

Toni stellte die Ledertasche auf einen Stuhl und hängte seinen Schal darüber.

»Hat mich mein Steuerberater zu gezwungen.«

»Kaffee?«

»Immer doch.«

Kurz darauf saßen wir uns am Besprechungstisch gegenüber, der nur aus einer über zwei Böcke gelegten Multiplexplatte mit roter Beschichtung bestand und fast den ganzen Raum ausfüllte. Ich informierte Toni über die letzten Aktionen, immer noch kleinere Softwarefehler auf der neuen Homepage, Erfolg des Relaunchs und Probleme bei der Umstellung auf SSL, die geplante Fotosession für immer noch fehlende Bilder, die

Schwierigkeiten bei der Akquise neuer Publisher, die aktuellen Zahlen und die Überlegung, eine Marketingkampagne zu fahren. Je länger ich redete, umso schwerer fiel es mir aufzuhören. Ich redete, als müsste ich Toni an einer Antwort hindern. Er nickte hier und da, fragte zwischendrin nach, und nachdem ich aufgehört hatte zu reden, stand einen Moment Schweigen im Raum. Ich nippte an meinem Kaffee, der mittlerweile kalt geworden war.

»Jonas, das ist alles schön und gut, aber wir müssen irgendwie zum Punkt kommen. Wir hatten ja gesagt, dass wir uns drei Jahre geben, um die Firma aufzubauen. Die drei Jahre sind jetzt vorbei, sogar schon mehr, fast vier. Die Zahlen der letzten Monate sehen nicht besonders gut aus. Die Umsätze stagnieren. Wenn wir ehrlich sind, haben wir bisher nicht einen Euro verdient. Im Gegenteil.«

Ich schaute leicht an Toni vorbei auf das Whiteboard, an dessen Rändern noch das Gekritzel von früheren Meetings zu sehen war, schlecht weggewischte Eddingfransen in Blau, Rot und Schwarz. Sein Gesicht war ausdruckslos, er hatte diese leicht förmliche Haltung, die mich an unsere Gründungssitzung beim Notar erinnerte. Bis heute wusste ich nicht so recht, womit er sein Geld verdiente. Irgendwas mit Affiliate-Marketing, Genaueres hatte er nie verraten.

»Du musst uns mehr Zeit geben, Toni, das ist zu früh. Wir stecken immer noch mitten in der Aufbauphase. Drei Jahre sind keine Zeit für das, was wir vorhaben.«

»Ja, mag sein. Aber es könnte auch sein, dass das Geschäftsmodell einfach nicht funktioniert.« Er goss sich etwas Wasser nach. »Hast du schon die aktuellen Zahlen fürs Jahr?«

»Es sind ja noch zwei Monate.«

»Aber voraussichtlich.«

»An die dreihunderttausend.«

»Umsatz?«

Ich nickte. Natürlich Umsatz. Wenn das der Gewinn wäre, würden wir hier nicht sitzen. Dreihunderttausend Umsatz. Das war mir immer viel vorgekommen, doch so wie Toni jetzt »Umsatz« sagte, kam es mir erbärmlich vor.

»Es bleibt einfach nichts übrig. Wir müssen uns schon strecken, um Ricos Gehalt zu bezahlen. Ganz zu schweigen von der Miete, deinem Gehalt, der Technik und so weiter.«

»Aber wir wachsen.«

»Aber nicht schnell genug. Wir verlieren jedes Jahr fünfzig- bis hunderttausend.«

Es klopfte an der Tür, Rico schob seinen Kopf hinein und sagte, dass er das Problem mit der falschen Weiterleitung jetzt gelöst habe. Ich nickte ihm dankbar zu, dann war er wieder weg.

Ich schob den Stuhl nach hinten und stellte mich ans Fenster. Im gegenüberliegenden Gebäude saßen ebenfalls Menschen in Büros. Ein Mann mit weißem Hemd und Krawatte stieß sich mit seinem Stuhl von der Schreibtischkante ab, holte etwas aus einer Schublade und rollte an seinen Schreibtisch zurück.

»Ich weiß, dass da für dich eine Menge dranhängt, aber du musst mich auch verstehen. Ich hab dreihunderttausend in das Projekt gesteckt, letztes Jahr noch mal hundert. Mehr geht nicht.«

Toni war ein Mensch, den ich nie wirklich verstanden hatte, man bekam ihn einfach nicht zu fassen. Er war freundlich, umgänglich, verbindlich, und in seiner Logik hatte er immer Recht – aber es war, als hätte er kein Inneres.

Es gab nie Probleme bei ihm, zumindest redete er nie davon, es gab keine Widersprüche, keine Schwächen. Ich wusste einfach nicht, wo ich ihn packen konnte. »Noch mal: Wir brauchen mehr Zeit. Drei Jahre sind gar nichts. Das ist alles hochkomplex: das Überweisen von Kleinstbeträgen, Rechnungslegung, die unterschiedlichen, europaweiten Mehrwertsteuerabrechnungen ...«

»Das weiß ich alles. Ich will deine Arbeit auch gar nicht in Frage stellen. Aber was hast du denn gedacht, wie es weitergeht? Dass ich einfach jedes Jahr wieder das Portemonnaie aufmache?«

Ich starrte in meine Tasse, auf den eingetrockneten Kaffee am Rand, auf die dunkle Pfütze am Boden. Ja, was hatte ich eigentlich gedacht? War ich zu naiv gewesen? Vielleicht. »Es war mir schon klar, dass das kommende Jahr nicht leicht werden würde, aber ich habe nie am großen Ganzen gezweifelt, an der Firma an sich. Dafür bekommen wir viel zu viel positive Resonanz.«

»Du bist sicher auch noch mal anders involviert als ich. Es war deine Idee, du arbeitest hier jeden Tag an der Front, für mich ist es eben ein Investment. Resonanz reicht mir auf Dauer nicht.«

»Toni, du tust immer so, als wäre ich ein heilloser Idealist. Ich will auch, dass die Firma Gewinn abwirft.«

»Dann wollen wir ja dasselbe.«

»Aber das ist kein Spaziergang. Wir sind für das, was wir vorhaben, unterfinanziert. Man kann mit dreihunderttausend keine technische Applikation dieses Anspruchs auf die Beine stellen.«

»Das mag sein. Umso wichtiger ist der Mittwoch in Berlin. Entweder wir drehen eine neue Finanzierungsrunde, oder ich bin draußen.« Er warf einen Blick auf seine Uhr, eine ultraflache Longines. »Ich muss.« Er griff seine Tasche und legte sich den bunten Schal um den Hals, und während er sich den Parka anzog, fragte er: »Und privat?«

»Gut. Sehr gut. Das Haus ist so gut wie fertig. Die Kinder wachsen. Birte überlegt, ob sie doch noch an die Schule geht.«

»Das wäre vielleicht nicht das Schlechteste, oder?« Er wandte sich zur Tür. »Dann habt ihr wenigstens ein sicheres Gehalt. Also, Jonas, nichts für ungut, aber ich muss auch meine Interessen vertreten. Vielleicht ist es auch für dich gut, das mal realistisch zu sehen. In den USA ist das normal. Von zehn Investments klappt eins. Man versucht was, es läuft nicht, dann geht man wieder raus und probiert das nächste Ding.«

Ich wartete noch eine Weile hinter der Tür, bis ich sicher war, dass Toni wirklich weg war, dann schnappte ich mir meine Jacke und ging hinaus. Ich nahm die Treppe, trottete Stufe für Stufe hinunter, meine Finger glitten über den speckig gewordenen Handlauf. Unten angekommen, schlug ich den Weg Richtung Binnenalster ein. Vorbei am Hauptbahnhof, die Mönckebergstraße hinunter, bog rechts ins Alstertor ein. Das Thalia Theater lag da wie ein Tanker im Nebel. Am Ballindamm wurden die Schaufenster neu dekoriert. Der Geruch von Seifenlauge vor dem Asia Hung. Eine Putzfrau goss einen Eimer Waschwasser in die Kanalisation. Es dampfte. Ein Wachmann mit breiten Beinen vor Wempe und Cartier. Der Management-Mittelbau in dunkelblauen Anzügen und braunen Wildlederschuhen mit Silberschnalle, mit nach hinten gegelten Haaren und einer Brille aus Hornimitat, der Management-Unterbau in Karottenhosen und spitzen, schwarzen Schuhen, in Anzügen von der Stange, die immer ein wenig zu klein waren, damit sich ihre Träger größer fühlen konnten. Viele Männer, ab und zu ein Rock, blickdichte Strumpfhosen in schwarz oder violett, Pumps – eine routinierte Geschäftigkeit, aber alles eher auf halber Kraft. Hamburg wirkte heute seltsam ausgedünnt.

Ich ging in das Balzac Coffee am Jungfernstieg, in dem ich manchmal mittags aß, und bestellte ein Tomate-Mozzarella-Sandwich. An der Kasse stand ein schmales Mädchen mit halb abrasierten Haaren und einem Eisendorn im Ohr. Sie schaute mich aus blassblauen Augen an, als ich meine Bestellung aufgab, freundlich und zugewandt. Vermutlich war sie neu. Ich ließ mich in einen gelben Sessel fallen und schaute mich um – der Laden war auf alt gemacht, Kaffeesäcke als Deko, Holzkisten-Look an den Wänden, schwarz-weiße Fotos von New Yorker Straßenszenen. Kurz darauf brachte sie mir ein Tablett und lächelte mich an. Ich lächelte zurück und dachte darüber nach, wie es wäre, sie anzusprechen, das Ende ihrer Schicht abzuwarten und mit ihr nach Hause zu gehen, in ihre kleine Wohnung irgendwo in Barmbek oder Altona oder ins Zimmer ihres Studentenwohnheims. Hey, wo wohnst du? Wann hast du Feierabend? Sollen wir heute Abend was zusammen machen?

Während ich in das Panino biss, dachte ich über den Worst Case nach. Toni steigt aus, Joinvision geht den Bach runter, wir machen den Laden dicht. Alles auf Anfang. Was ist das Wichtigste? Erstens: überleben. Zweitens: möglichst selbstbestimmt überleben. Nein. Erstens: die Familie. Zweitens: das Haus. Könnten wir uns das dann noch leisten? Zurück nach Hamburg, in eine Mietwohnung? Schwer vorstellbar. Und auch nicht viel günstiger. Was sollte ich tun? Durch die Jahre der Selbstständigkeit war ich für den Arbeitsmarkt unbrauchbar geworden. Was sollte ich sagen, wenn mich ein Personaler fragte: »Sie sind jetzt vierzig, was haben Sie denn in den letzten Jahren gemacht?« – »Eine Firma geführt. Aber die ist pleitegegangen.« Ich sah ihn lächeln, den Personaler, der mir gegenübersitzen und das Gespräch rasch beenden würde. Dass es mit dem Start-up nicht leicht werden würde, hatte ich gelegentlich in Gesprächen mit Freunden fallen lassen, aber eher so, als würde man sagen: Es wird nicht leicht, den November zu überstehen bei diesem Wetter. Tief im Innern habe ich nie daran gezweifelt, dass ich auf dem richtigen Weg bin und dass allein diese Überzeugung zum Erfolg führen würde. Die Selbstständigkeit verändert den Blick auf die Welt. Man *muss* an den Erfolg glauben, denn es gibt niemanden mehr, hinter dem man sich verstecken kann. Dieser Schritt veränderte alles, meine Haltung, meine Arbeitsweise, meine Wahrnehmung der Welt, und im selben Maße veränderte sich der Blick der anderen auf mich. Ich wurde plötzlich als Macher wahrgenommen, als mutig, man bewunderte mich, betrachtete mich aber auch wie jemanden, dessen Mut ansteckend sein könnte. Alles schön und gut, solange es läuft. Aber wehe, wenn nicht. Im Hintergrund stand immer dieses Wehe wie eine dunkle Wand, die jederzeit auf einen niederstürzen konnte. Birte hat mich bei der Gründung vorbehaltlos unterstützt, allenfalls hat sie mich manchmal mit einem Augenzwinkern »mein Unternehmer« genannt und mit ein wenig Verwunderung meinen Weg von einem linken Studenten zu einem Geschäftsführer beobachtet, mein Eintauchen in diese fremde Welt, die andere Sprache. Erst als es mit der Hausfinanzierung losging, wurde sie unruhig, als die Bank genau nachfragte, was ich da machte und ob ich das wirklich im Griff hätte. Obwohl die Zahlen gut waren und mein Gehalt okay, lehnten die Banken unsere Finanzierung ab. Kein geregeltes Einkommen, nicht lang genug selbstständig. Das änderte sich erst, als Birtes Eltern uns unter die Arme griffen und das Grundstück bezahlten. Seither herrschte in ihrer Familie ein zumindest gespaltenes Verhältnis meinem

Unternehmen gegenüber, und ich fühlte mich in einer Art Bringschuld. Ich schob mir das letzte Stück des Sandwiches in den Mund und spürte dem Geschmack von Parmesan nach. Bringschuld. Die Schuld, etwas zu bringen. Es zu etwas zu bringen. Bislang hatte ich jedes Problem für lösbar gehalten, sofern man sich ihm nur mit der nötigen Ausdauer widmete, aber heute hatte ich zum ersten Mal das Gefühl, mir entgleite die Kontrolle, das Gefühl, ich empfinge nun die gerechte Strafe dafür, aus der Herde ausgeschert zu sein.

Das Mädchen mit dem Eisendorn kam wieder vorbei. Der lange Scheitel hing zur einen Seite bis auf ihre Schulter. Sie räumte die Tische ab, indem sie leicht in die Knie ging, eine Geste voller Anmut und Zärtlichkeit, sie hob die Tabletts hoch und bemühte sich dabei, nichts fallen zu lassen. Ich stellte mir ihre Figur unter der roten Balzac-Coffee-Schürze vor, das Bett, auf dem sie schlief, das Zimmer, in dem sie lebte, ich stellte mir vor, zwei Tage mit ihr im Bett zu bleiben und alles zu vergessen, auszuschlafen, Musik zu hören, zu rauchen, ins Kino zu gehen und durch die Straßen Arm in Arm nach Hause zu torkeln. Ich dachte an ungemachte Betten, an leere Kühlschränke, an Liebe, wie sie früher war. Aber nein. Es war alles ganz anders. Sechs Euro die Stunde, Trinkgeldzählen nach Feierabend, ein enges Zimmer im Studentenwohnheim, das klapprige Notebook voller Fachliteratur aus dem Proseminar und ein Student mit Fusselbart, der ihr Freund war. Mein Handy vibrierte. Eine SMS von Birte. Ich zahlte und ging zurück ins Büro.

3

Die Kinder lärmten mir entgegen, als ich nach Hause kam. »Papo, Papo«, riefen sie. Woher sie diesen Ausdruck hatten, war mir schleierhaft. Ich streifte meine Schuhe ab und hob Sophie in die Luft, meine kleine Sophie, die in den letzten Wochen so sehr in die Höhe geschossen war, dass ihre gepunktete Jeans knapp über dem Knöchel endete und man ihren Bauchnabel sah, sobald sie die Arme hob.

»Papa, fühl mal, ich glaub, der wackelt.«

Ich kniete mich hin und ruckelte mit dem Zeigefinger an ihrem Zahn, der sich anfühlte wie die Spitze eines kleinen Schraubenziehers, doch noch ganz fest zu sitzen schien. Ja, es könne schon sein, dass der Zahn locker sei, sagte ich. Jeremias drängte sich zwischen uns, schaute Sophie in den Mund. Dann streckte er mir drei Finger entgegen. »Papa. Bald bin ich so.« Er hatte in einer Woche Geburtstag und redete seit Tagen von kaum etwas anderem. Für die beiden war das Älterwerden noch eine Leistung an sich, etwas, auf das man stolz sein konnte; für sie war die Zukunft noch das größte Geheimnis von allen, eine Höhle, vor der man steht und in der man etwas unheimlich Wertvolles und Verlockendes vermutet, in die man sich Schritt für Schritt hineinwagt, nur um sich dann, wenn alles ausgeleuchtet ist, wieder an den Eingang zurückzusehnen.

Birte saß vor ihrem Laptop am Esstisch und hämmerte auf die Tastatur ein. Seit Tagen schrieb sie an einem Artikel zum Thema *Wahnsinn: Kindergeburtstag* für ein Corporate-Publishing-Magazin. Ich stellte mich hinter sie und knetete kurz ihre Schultern, und während sie von ihrer Tastatur abließ und dankbar den Kopf nach hinten streckte, warf ich einen Blick auf den Text. *Wenn es um Geburtstage geht, muss gleich ein Riesenevent daraus werden. Oder? Sind Kinder und Eltern stimulationssüchtig geworden?* Ich ging hinüber zum Kühlschrank und schaute in das vom kalten Licht erleuchtete Innere. Ein verschrumpelter Käse in Frischhaltefolie, Reste von Salami und lasches Gemüse. Ich hätte noch einkaufen sollen, hatte aber durch den Stau auf dem Rückweg nicht mehr daran gedacht.

»Soll ich Nudeln machen?«, rief ich ins Wohnzimmer.

Die Kinder antworteten mit einem lang gezogenen Jaaa.

»Mama, komm, wir fahren nach Ypsiland.«

»Ja, gleich«, sagte sie. »So, und ab.« Ich hörte den Tintenstrahldrucker in unserem Schlafzimmer rotieren, dann knallte Birte den Laptop zu und setzte sich zu den Kindern, die auf dem Boden Decken und Kissen ausgebreitet hatten. »Was muss ich jetzt machen?« Sophie erklärte ihr das Spiel. »Also du bist die Tochter, ich bin die Mutter, und Jeremias ist dein Bruder.«

Wenige Minuten später dampften die Nudeln auf dem Tisch. Ich stellte Butter und Salz dazu und einen letzten Rest Pesto. Unter der Pendelleuchte erstrahlte die Mitte des Esstisches. Es war ein warmes Leuchten wie aus einer Grotte, das zum Rand hin immer kühler und grauer wurde. Wir hatten die Lampe in unserem letzten Urlaub auf Bornholm gekauft, in einem Laden in Rønne, an dem wir zufällig bei einem Ausflug vorbeigekommen waren. Wir waren durch die endlosen Reihen an Steh- und Hängelampen gestreift, berührten sie mit den Zeigefingern, sodass sie leicht hin- und herpendelten, und riefen uns gegenseitig durch die Gänge zu: »Ist ja ein Traum.« »Die wäre doch was.« Oder: »Die hier fürs Wohnzimmer?« Wir stellten uns vor, wie die Lampen in unserem neuen Haus hängen würden, überall dänische Lampen, im Flur diese, im Wohnzimmer jene, für die Kinderzimmer diese beiden.

Am Ende hatten wir uns für diese einfache Hängelampe entschieden, vor allem deshalb, weil sie unter all den teuren Lampen die am wenigsten teure gewesen war. Diese Lampe war die erste Trophäe für unser neues Leben auf dem Land gewesen.

Während sie die Nudeln in ihren Mund hineinzog, erzählte Sophie von ihrem Tag in der Kita. Marlon wurde geschubst und hat geblutet, Emmalieke war krank, und niemand wollte mit ihr spielen – sie erklärte mir all die Gerechtigkeiten und Ungerechtigkeiten ihrer kleinen Welt, und ich hörte aufmerksam zu, während ich die Nudeln auf meiner Gabel aufrollte, fast ein wenig dankbar, mich eine Zeit lang noch mit dieser Art von Problemen beschäftigen zu können. Jeremias wollte nun doch keine Nudeln, sondern ein Wurstbrot, also schmierte ich ihm eins, denn Birte las ihren Artikel Korrektur, sie hatte ihn neben ihr Brettchen gelegt und markierte von Zeit zu Zeit mit einem roten Stift einige Wörter, schrieb etwas an den Rand oder machte kleine Kringel. Sie schrieb Artikel vor allem im Bereich Reisen und Psychologie, wobei man unter Psychologie im Magazinbereich nicht wirklich Psychologie verstand, sondern eher leichtgängige Tipps zur Selbstoptimierung in Artikeln wie: »Wie ich lernte, mich selbst zu lieben« oder »Jetzt aber: Wie ich im neuen Jahr meine Ziele umsetze«. Nachdem wir Sophie bekommen hatten, war sie immer mehr in den

Bereich Corporate Publishing gerutscht, da hier wesentlich bessere Honorare gezahlt wurden.

»Bist du zufrieden?«, fragte ich.

»Geht so.« Sie zuckte mit den Schultern. »Silke wollte was über den Trend zu Event-Geburtstagen.«

»Und? Hast du was gefunden?«

»Ich hab ein bisschen rumtelefoniert. Auf dem Land ist das alles irgendwie noch sympathisch: Ponyhof, Voltigieren, Eselpark – so was. Aber in den Städten wird es immer schlimmer. Gib das mal im Internet ein. Tauchen für Kinder, Quad für Kinder, Erlebnistour und so weiter. Und wenn einer anfängt, müssen alle anderen mitziehen.«

»Bei uns gab es früher Topfschlagen und Blindekuh.«

»Wenn überhaupt.«

»Hast du es auch so kritisch geschrieben?«

»Nein, das geht nicht. Optimistischer Grundton, sagt Silke immer.«

Ich langte zu Jeremias hinüber und nahm ihm sein halbes Brot weg. Wie immer aß er sein Brot nicht horizontal, sondern vertikal, zuerst die Wurst, dann schabte er mit den Zähnen die Butter ab und zurück blieb der feuchte, unansehnliche Rest der Brotscheibe.

»Irgendwie gibt mir das nichts mehr«, fuhr Bitte fort, »diese Art von Artikeln. Das ist alles so oberflächlich. Der größte Aufwand besteht darin zu verschleiern, dass das Gleiche schon vor einem Jahr im Magazin gestanden hat.«

Ich war überrascht, dass die Diskussion eine solch grundsätzliche Wendung nahm.

»Papa, können wir jetzt fernsehen?«, fragte Sophie.

»Erst, wenn ihr mit Essen fertig seid«, sagte Birte. Ich sah, wie sich die Mundwinkel von Jeremias nach unten zogen, wie sich seine Augen mit Tränen füllten, wie das Schreiuhrwerk langsam aufgezogen wurde und gleich in ganzer Lautstärke losschlagen würde, wenn man die Energie nicht rasch umlenkte. Ich bot ihm eine Möhre an, die er mit vor den Fernseher nehmen könne. Das brachte mir einen kritischen Seitenblick von Birte ein, aber immerhin war er jetzt ruhig.

»Und was heißt das jetzt?«, fragte ich, als ich den Kindern *Yakari* angeschaltet hatte und wieder an den Tisch zurückgekehrt war.

»Ich weiß nicht. Es fällt mir bei jedem Artikel schwerer, mich zu motivieren. Es kostet mich richtig Überwindung.«

»Aber wir brauchen das Geld.«

»Das ist mir klar. Deshalb fällt es mir auch so schwer, darüber zu reden. Aber diese ganze Art des Schreibens ist mir mittlerweile zuwider.« Sie fegte mit der gebogenen Handkante ein paar Krümel auf dem Tisch zusammen. »Noch kürzer, noch pointierter, noch trendiger. Und gleichzeitig wird es immer beliebiger. Mit Journalismus hat das doch nichts mehr zu tun.«

Die Kinder starrten auf den Bildschirm, und ich blickte auf die leeren Teller. Nur Sophies Teller war noch halb voll, die meisten Nudeln waren vom Tellerrand auf den Tisch gefallen, ein Kranz aus klein geschnittenen, grün gesprenkelten Nudeln.

»Willst du ganz aufhören?«

Sie schwieg einen Moment, dann sagte sie: »Das weiß ich noch nicht.«

Ich stapelte die Teller übereinander, sammelte das Besteck ein und ließ im Aufstehen den Satz fallen: »Hast du noch mal über die Sache mit der Schule nachgedacht?«

Sie wendete sich abrupt um. »Wie kommst du denn jetzt darauf?«

»Nur so.«

Ich räumte die Teller in den Geschirrspüler und stellte die Butter zurück in den Kühlschrank.

»Ich dachte, die Diskussion hätten wir beendet«, rief sie mir durchs Wohnzimmer zu.

»Ruhe, ich kann nichts hören!« Sophies Stimme klang genervt.

Ich ging zurück zum Tisch und räumte ihn weiter ab. »Aber es läge so nahe. Der Bedarf ist da, sie suchen händeringend Lehrer. Und wenn du das mit dem Schreiben sowieso lassen willst.«

»Ich hab gesagt: Ich weiß es noch nicht.«

»Aber gut tut es dir nicht mehr.«

»Komisch, dass alle immer wissen, was gut für mich ist und was nicht. Meine Mutter fängt auch immer wieder mit dem Thema an. Jonas, ich *will* das nicht.«

»Warum denn nicht?«

»Das weißt du genau. Meine Eltern wünschen sich nichts sehnlicher, als dass ich endlich verbeamtet werde. Schon allein deshalb geht das nicht. Und ich ertrage den Gedanken nicht, den ganzen Tag vor Kindern zu stehen, die eigentlich nichts lernen *wollen*. Neunzig Prozent der Energie gehen dabei drauf, Widerstände zu überwinden.«

Birte stand auf, holte einen Lappen, hielt ihn unter fließendes Wasser und wrang ihn aus, dann wischte sie den Tisch ab, indem sie sich weit über ihn beugte, wobei ihr rechter Fuß leicht vom Boden abhob. Sie schob die Krümel zu einem kleinen Haufen zusammen, krümmte die Hand unter der Tischkante und wischte den Haufen in die hohle Hand. »Ich finde es nicht fair, dass du mich jetzt so unter Druck setzt. Wer kümmert sich denn hier um alles? Du verwirklichst dich jeden Tag in Hamburg und bist weg.«

»Ruuuhe!«, rief Sophie noch einmal. »So können wir nichts hören.«

Birte ging hinüber zur Spüle, wusch den Lappen aus und hing ihn zum Trocknen über den Wasserhahn. Ich senkte meine Stimme. »Jetzt versteh mich doch nicht falsch. Ich dachte nur, es könnte nicht schaden, wenn wir wenigstens *ein* sicheres Gehalt hätten.«

Yakari war zu Ende, es lief eine neue Sendung, die mir, aus den Augenwinkeln betrachtet, noch gar nichts für unsere Kinder zu sein schien, aber ich hatte gerade nicht die Kraft, den Fernseher abzuschalten und mich dem Protest der Kinder auszusetzen. Einen Moment dachte ich darüber nach, Birte von dem Gespräch mit Toni zu erzählen, aber das wäre das Eingeständnis, dass meine Frage nach ihrer beruflichen Zukunft mit meinem heutigen Tag zusammenhing. Das Paradoxe war, dass ich ihr früher selbst immer vom Lehramt abgeraten hatte. Mir war eine Birte lieber, die sich in ähnlich freien Bahnen bewegte wie ich. Nicht nur, weil ich selbst diese Lebensweise schätzte, sondern weil ich das Gefühl hatte, dass es ihr wirklich mehr entsprach. Vor allem aber zögerte ich, von Toni zu erzählen, weil es mir schwerfiel, eine Niederlage einzugestehen. Bisher war es mit Joinvision immer bergauf gegangen, aber vielleicht hatte ich nicht nur Birte, sondern auch mir selbst eine falsche Version der Geschichte erzählt. Es schien zumindest noch eine andere Version zu existieren, Tonis Version. Ich beschloss, den Mittwoch in Berlin abzuwarten, vielleicht erledigte sich dann alles von selbst. Ich ging zu Birte hinüber und entschuldigte mich. »Das war nicht so gemeint, okay?« Wir umarmten uns kurz, dann klatschte ich laut in die Hände und rief zu den Kindern hinüber: »Ab ins Bett!«

In der Nacht erwachte ich von einem Hämmern in meinem

Kopf, einem tiefen Stampfen, als läge ich auf der Betondecke eines Kellerclubs. Wo kam das her? Ich horchte. Von draußen? Aus dem Heizungskeller? Stimmte etwas mit der Heizungsanlage nicht? Ich bewegte den Kopf ein wenig hin und her, gerade so, dass ich nicht richtig aufwachte. Die Frequenz des Brummtons veränderte sich, aber er verschwand nicht. Birte schnarchte leise auf ihrer Seite des Bettes, irgendetwas war in ihrer Nase, bei jedem Ein- und Ausatmen fiepte es. Ich hörte von ganz fern ein Kind weinen, aber es klang blechern und wie vom Band. Plötzlich war ich der Überzeugung, dass sich eines der Kinder auf dem Weg zu uns verirrt hatte und jetzt weinend im Keller stand und mit den Händen gegen die Heizungsanlage schlug.

Ich war müde, der Schlaf zog mich zurück in die Tiefen des Bettes, aber da war dieses Brummen und das ferne Weinen. Hörte ich es noch? Doch, da war es wieder. Ich gab mir einen Ruck und setzte mich auf die Bettkante, stellte meine Füße auf den kleinen Wollteppich vor meinem Bett und stützte den Kopf auf meine Hände. Nein, es musste sein. Ich stieß mich vom Bett ab und tastete mich vorwärts ins Dunkel, ging hinaus ins Wohnzimmer, das leer und grau war wie eine Bushaltestelle in der Nacht, weiter in den Flur, von dem eine schmale Tür abging in den Heizungs- und Vorratskeller. Das Brummen schwoll an. Ich blieb stehen und lauschte ins Dunkel. Kam es wirklich aus dem Heizungsraum? Ich öffnete die Tür, horchte hinunter. Das Brummen wurde weder leiser noch lauter, es blieb einfach. Eine Ecke meines Hirns gebar ein Frösteln, das sich rasch über meinen Rücken ausbreitete. Mein Mund war trocken. Ich schloss die Tür und ging zurück in die Küche, drehte den Wasserhahn auf und hielt meinen Mund schräg darunter.

Das kalte Wasser floss über meine Lippen, glitt über die Zunge, und ich versuchte, etwas davon zu trinken. Das Brummen verlagerte sich nach vorn, direkt hinter die Stirn. Hinter meinen Augen puckerte etwas, das Zucken eines Nervs von innen gegen die Augäpfel. Etwas arbeitete in mir weiter, der Traum, das Brummen, ein Homunculus, der unnachgiebig seine Arbeit in meinem Schädel verrichtete wie in einem Bergwerk. Ich konnte es nicht kontrollieren, als wollte etwas aus mir heraus. Ich hielt den Kopf etwas schräger, das Wasser lief noch immer, da fiel mein Blick durch die große Scheibe hinaus in den Garten, und dort war etwas. Dort stand jemand und schaute in das Haus hinein. Nein. Oder doch? Ich drehte den Wasserhahn zu und ging hinüber zum Terrassenfenster, stellte mich dicht vor das Glas. Die Eichenkronen bewegten sich lautlos. Da, zwischen den Rhododendren – ein heller Fleck, beigefarben, gräulich. Ein Oval, das mich kalt anstarrte. Ich schaute noch einmal hinauf in die Baumkronen, sah kaum die Spitze der Bäume, die im Dunkel verschwanden, irgendein Licht vom Nachbarn oder von der weit entfernten Dorfstraße strahlte diffus in den nächtlichen Dunst hinein. Ich schaute genauer hin, doch das Oval war noch immer dort. Zwei schwarze Flecken anstelle der Augen, den Blick starr auf mich gerichtet. Über meinen Rücken spannte sich eine Echsenhaut, ich war bewegungslos. Ich wollte zurück, doch ich konnte nicht. Das Oval war immer noch dort, den Blick unablässig weiter auf mich gerichtet. Ich konnte es deutlich erkennen, entweder war es eine Maske oder ein seltsam starrender Mann mit kranker Gesichtsfarbe. Bewegte es sich? War das eine optische Täuschung? Ich riss mich los, mit aller Kraft, zog die Vorhänge zu und floh zurück, barfuß über den Betonboden, durchs stille Wohnzimmer, über Teppiche und Fliesen, zurück in die Wärme des Bettes. Auf dem Rückweg sah ich, dass Sophies Tür offen stand. Aus dem Türspalt leuchtete es schwach bläulich hinaus. Das Nachtlicht. Sollte ich nach ihr schauen? Ich flüchtete zurück ins Bett, legte mich auf meine Seite und tastete hinüber zu Birte. Lange fand meine Hand nichts, dann spürte ich Birtes Haare und die kleine Hand von Sophie, die dicht bei ihr lag. Ich nahm Sophies Hand in meine Hand, mein Herz schlug, das Brummen war immer noch da, es war jetzt zu einem Rauschen angeschwollen. Ich legte Sophies Hand an meine Wange und versuchte, wieder einzuschlafen.

4

Der ICE von Hamburg nach Berlin hatte sieben Minuten Verspätung, aber da ich nicht umsteigen musste, war das kein Grund, unruhig zu werden. Bis 18 Uhr waren es noch gut vier Stunden. Ich stützte mich auf das Geländer des wie immer völlig überfüllten Nordstegs und schaute hinunter auf die Gleise. Mit meiner Ledertasche und dem dunkelblauen, schmal geschnittenen Anzug, den ich aus der hintersten Ecke des Kleiderschranks hervorgeholt hatte, fühlte ich mich wie ein Geschäftsmann auf Geschäftsreise. Weltmännisch, erhaben. Am Vormittag hatte ich mir für alles sehr viel Zeit genommen, mich sorgfältig rasiert, die Fingernägel geschnitten, die Schuhe poliert, meinen Ehering angesteckt. Es sollte kein Riss in meiner Hülle sichtbar sein. Ich wollte unverwundbar wirken, und sei es nur vor mir selbst. Ich spürte die Blicke der anderen, stilbewussten Männer, die mich im Vorbeigehen taxierten, jene Art Blicke, die wie eine Geheimkommunikation über dem Gedränge hin und her flogen, und die man erst dann wahrnimmt, wenn man selbst dazugehört.

Ich spürte aber auch die Blicke all der anderen in ihren C&A-Winterjacken und ihren Camouflage-Jeans, die mich für jemanden mit Geld hielten, für einen Teil jener Wirtschaftselite, die sie nie erreichen würden und der sie mit einer

Mischung aus Respekt und Verachtung begegneten. Ich fühlte mich seltsam leicht, so leicht wie lange nicht, stieß mich vom Geländer ab und schob mich durch die Menge hinunter zum Gleis.

Am Ende des Gleises standen die letzten Raucher dieser Welt. Es qualmte aus den Edelstahl-Aschenbechern. Ein beleibter Mann, das Jackett lose über seinen fülligen Oberkörper geworfen, das Hemd schlecht geknöpft, zog mit zusammengekniffenen Augen an seiner Kippe und stopfte sie, als der Zug angesagt wurde, in den Aschenbecher. Vielleicht war es das Nikotin, der ekelhafte Gestank verbrennender Filter, diese Ansammlung von Menschen, die ich nicht mehr gewohnt war – es erfasste mich ein Schwindel, diese euphorisierende Wirkung des Aufbruchs, das Gefühl, seit Langem wieder einmal ganz auf mich gestellt zu sein. Die Bremsen des Zuges quietschten, die Pendler brachten sich in Stellung. Sie wussten auf den Zentimeter genau, wo sie sich platzieren mussten, damit eine der sich öffnenden Türen direkt vor ihren Füßen zum Stehen kam und sie als Erste in die Abteile stürmen konnten. Ich hatte dieses Mal erste Klasse gebucht, um noch einmal in Ruhe den Vortrag durchgehen zu können, drückte mich durch die Menschentrauben in den Gängen, bis ich meinen Platz gefunden hatte, platzierte einen Stift und die ausgedruckte Präsentation auf dem Tisch und machte mich umgehend daran, sie noch einmal Korrektur zu lesen. Kaum hatte ich die erste Folie angeschaut, quetschte sich der dicke Raucher von eben vorbei. Seine Wampe war eingepackt in ein blassblaues, verwaschenes Hemd. Der unterste Knopf war aufgeplatzt, sodass man ein Stück seines Bauches sah. »Das ist mein Platz«, sagte er im Ton einer trotzigen Feststellung. Sein Atem roch nach Rauch, der Zug fuhr an, umständlich wuchtete er seine Tasche auf die

Gepäckablage, wobei das Hemd noch weiter aus der Hose rutschte und ich sehen konnte, wie sich sein Bauch über den Bund seiner Hose stülpte. Kaum hatte er mir gegenüber Platz genommen, holte er sein riesiges Handy heraus und hielt es auf Augenhöhe vor sich hin – es sah aus, als hielten fünf dicke Würstchen ein Frühstücksbrettchen fest – und hackte darauf herum. Sofern ich das beurteilen konnte, tat er nichts Wichtiges, sondern es sollte so *aussehen,* als tue er etwas Wichtiges. Er war mit seinen Gesten und den Geräuschen, die er machte – er schnaufte ständig, und sein Anzug raschelte –, so raumgreifend, dass ich mich kaum auf meine Arbeit konzentrieren konnte. Gelegentlich ließ er seinen Blick mitleidig über die vor mir liegenden Blätter und den Stift in meiner Hand gleiten. Dann machte ich den Fehler, ihm einen winzigen Moment lang in die Augen zu schauen.

»Das kann man doch heute alles elektronisch machen«, sagte er und nickte zu meiner Präsentation hin. Ich war perplex, dass er mich wirklich angesprochen hatte.

»Das nicht.« Ich wippte mit meinem roten Stift.

»Na klar«, sagte er triumphierend. Er zog einen grauen Plastikstift aus einer versteckten Ecke seines Handys und wollte ihn mir gerade vorführen, da kam von vorn eine Geschäftsfrau den Gang entlang, attraktiv, um die dreißig, setzte sich neben den Dicken, packte sofort ihren Laptop aus und begann zu arbeiten. Ich nutzte den Moment der Ablenkung und wandte mich wieder meiner Präsentation zu, doch bald klingelte ihr Handy. Sie sagte: »Ja, heute war die neue Praktikantin da. Ja, hat sich gut gemacht. Sie ist zwar schon etwas älter, aber weißt du, mir sind die lieber, die schon ein bisschen Lebenserfahrung mitbringen. Sie hat halt nur Bachelor und gerade Work and Travel durch Australien gemacht. Ja, ist gut, ich schaue mal, wie sie sich macht.« War der Mann am anderen Ende der Leitung ihr Chef oder ihr Freund? Das ließ sich am Säuselton ihrer Stimme nicht erkennen. Dann rasten ihre Finger wieder über die Tastatur. Sie verstand es auf beneidenswerte Weise, eine Art unsichtbare Kuppel um sich aufzubauen, die es vollkommen unmöglich machte, sie anzusprechen. Der Dicke merkte schnell, dass da nichts zu machen war, und wandte sich wieder mir zu, doch ich hatte meine Stirn auf meine linke Hand gestützt und meine Augen wie durch eine tief ins Gesicht gezogene Baseballkappe derart abgeschirmt, dass jeder Blickkontakt vermieden wurde. Ich blätterte um, auf die zweite Seite meiner Präsentation.

»Fahren Sie etwa auch zur E-Publish?«

O nein! Auch das noch. Anscheinend hatte er die Präsentation entziffert, obwohl sie für ihn auf dem Kopf stand. Ich nickte kurz, wobei ich weiterhin auf meine Präsentation starrte.

»Ich bin bei Springer Science.«

Ich ignorierte ihn und machte mir Notizen am Rand, auch wenn es gar nichts zu notieren gab.

»Na, Sie müssen weiterarbeiten, nicht?«

»Ja«, sagte ich, entschieden genug, um ein Gespräch abzuwehren, aber ich spürte, wie seine Blicke weiter auf meinen Blättern klebten, wie er jede Bewegung meiner Stiftspitze verfolgte. Und dieser Blick war es, der mich nervös machte, dieser saugende Blick eines Schweißhundes, der eine Fährte aufgenommen hatte, die direkt in mein Gehirn führte. Plötzlich war meine Konzentration dahin. Ich sah meine Präsentation durch seine Augen, und sie gefiel mir nicht mehr. Ich musste an das Gespräch mit Toni denken. Was, wenn er Recht hatte und das Geschäftsmodell tatsächlich nicht tragfähig war? Vielleicht hatte ich mir wirklich etwas vorgemacht. Vielleicht hatte ich mir so lange eingeredet, dass sich aus Joinvision ein echtes Geschäftsmodell entwickeln ließ, bis ich es selbst geglaubt hatte. Im Publikum würde ein Haufen kritischer Tonis und Geschäftsfrauen und stumpfer Vertretertypen sitzen, die sich nur für Zahlen interessierten.

Den Rest der Fahrt schaute ich aus dem Fenster. Über dem brandenburgischen Niemandsland brach der Himmel auf. Hin und wieder schob sich ein Sonnenstrahl durch ein Wolkenloch und erhellte einen Flecken Wiese. An den Gräben standen alte Weiden, deren Triebe aus dem rundlichen Stamm schossen wie Arme und Finger bei Schülern, die sich eifrig meldeten. Die Pferdekoppeln waren eingezäunt von grob geviertelten Baumstämmen, an denen zwei Bahnen Draht entlangliefen. Ich dachte an meine Großeltern, die gar nicht weit weg von hier auf einem Dorf bei Rathenow gelebt hatten. Ich dachte an die Sommerferien meiner Kindheit, die ich größtenteils bei ihnen verbracht hatte, um mir ein bisschen Taschengeld dazuzuverdienen. Ich dachte an die Nachmittage, an denen ich durch genau solche Wiesen streifte, wie ich sie jetzt dort draußen sah. Die harten Gräser stachen an den Beinen, an manchen Stellen sank ich tief ins Moos ein, ich wich den Kuhfladen aus, die wie hellbraune Teller versteckt im Gras lagen, manchmal noch frisch und flüssig, manchmal schon trocken und faserig. Und immer summten die Fliegen um die Fladen herum. All das stand mir plötzlich wieder vor Augen, es war, als stakste ich noch einmal durch diese Wiesen, durchmaß den Obstgarten oder schritt die Räume des Bauernhofes ab, in denen es immer leicht muffig nach altem Holz, kaltem Essen und Erde roch. Ich erinnerte mich an die langen Nächte, die von der Angst geprägt waren, noch einmal auf die Toilette zu müssen, denn das bedeutete, durch das gesamte Haus und den Garten auf ein Plumpsklo neben dem Schweinestall gehen zu müssen. An den Abenden brachte mich meine Oma ins Bett und deckte mich mit einer schweren Decke aus Gänsedaunen zu. Dann saß sie noch eine Zeit lang bei mir und erzählte Geschichten von früher, von Schlesien, ihrem alten Hof, von der Flucht. Bevor sie mich verließ, empfahl sie mir jedes Mal, meine Füße unter der Bettdecke hervorluken zu lassen, dann könne man besser schlafen. Ich habe es versucht, jeden Abend wieder, es jedoch nie lange ausgehalten, da ich nach wenigen Sekunden der festen Überzeugung war, jemand streiche mir über die Beine. Ich habe es wirklich *gefühlt*. Und so zog ich es doch vor, unter der Decke zu schwitzen. Je länger ich mich herumwälzte und je krampfhafter ich versuchte einzuschlafen, umso länger blieb ich wach, bis ich irgendwann, es war unausweichlich, den Druck in meiner Blase steigen fühlte. Ich klemmte mein kleines Glied zwischen die Beine und drückte sie zusammen – doch vergebens. Der Drang wurde stärker, sodass mir irgendwann gar nichts anderes übrig blieb, als all meinen Mut zusammenzunehmen, die Decke mit einem Ruck beiseite zu schlagen und mich durch die Dunkelheit zu kämpfen. Mein Schlafzimmer lag im ersten Stock am hintersten Ende des Hauses. Langsam tastete ich mich vorwärts, öffnete die Tür, schlich durch einen langen Flur, an dessen Wänden ich, erleuchtet durch das fahle Licht der Straßenlaternen, vergilbte Fotografien erkennen konnte. Auf einem der Fotos stand mein Großvater neben einem Pferd. Er hielt es am Zügel und schaute selbstbewusst, fast herrisch in die Kamera. Er hatte das Tier unter Kontrolle, das merkte man, und er war stolz darauf. Im nächsten Raum schliefen meine Großeltern. Es war ein kleines, fast gänzlich von einem riesigen Eichenbett ausgefülltes Schlafzimmer, dessen Boden aus rauen, rostroten Dielen bestand. Mit angehaltenem Atem öffnete ich die Tür und schlich auf Zehenspitzen am Bett vorbei. Mit der Zeit hatte ich mir einen Schlängelweg über die Dielen zurechtgelegt, eine Art Slalom um die knarrenden Stellen herum. Wenn mein Großvater schnarchte, war das ein gutes Zeichen, wenn nicht, war ich nie sicher, ob er mich hörte oder nicht. Einmal fuhr er erschreckt hoch, als ich gerade neben ihm stand, und herrschte mich an, was ich hier mache. Kleinlaut erklärte ich ihm, dass ich noch einmal auf die Toilette müsse. Mir war kalt in meinem dünnen Schlafanzug, doch das zählte jetzt nicht mehr. Was zählte, war der Kampf gegen die Dunkelheit, gegen die Angst, gegen jeden Meter, den ich zu überwinden hatte. Eine steile Holztreppe führte in das Erdgeschoss hinab. Behutsam trat ich mit meinen nackten Füßen auf die grob gehobelten Stufen, um nicht zu stolpern oder mir einen Splitter in den Fuß zu reißen. Am Fuß der Treppe ging es rechts in das Wohnzimmer, links hingegen durch eine Zwergentür in den Kartoffelkeller. Diese Tür war so niedrig, dass selbst ich mich bücken musste, um hindurchzugelangen. An manchen Tagen, und ich hasste diese Momente, wagte es jedoch nicht, meinem Großvater zu widersprechen, schickte er mich in den Keller, um Kartoffeln zu holen. Ich bückte mich dann unter dem Türsturz hindurch und stieg die wenigen Steinstufen hinab ins Dunkel. Der Kartoffelkeller war eng und roch nach Staub und Erde, die Spinnweben, die mir in den Haaren kleben blieben, waren schwer von Dreck. Ich nahm den Holzkorb, der bei meinen Großeltern *Ruddel* hieß – ein Wort, das es nur an jenem Ort und zu jener Zeit gab, als wäre es die letzte, geheime Zutat in einem Rezept, das zu diesem einzigartigen, unwiederholbaren Geschmack meiner Erinnerung führte –, ein Rundkorb aus Buchenholzstäben, an dessen Seiten zwei Griffe eingelassen waren, tastete mit gespreizten Fingern über den Boden, als würde ich Muster in einen feinen Sandstrand ziehen, um die Kartoffeln einzusammeln. Je später der Winter, umso weniger Kartoffeln fand ich, umso weiter musste ich mich gegen die Wand vorarbeiten, und umso häufiger griff ich in die fauligen Eingeweide einer in Auflösung begriffenen Frucht.

Das Wohnzimmer war wärmer, hier war der Boden mit Teppich ausgelegt. Links über dem Sofa hing ein verblasster Wandteppich, auf dem Rehe auf einer Lichtung zu erkennen waren. Die Küche war der letzte Raum, den ich durchqueren musste. Der Emailleherd, auf dessen gusseisernen Herdplatten das Essen stand, strahlte manchmal noch einen letzten Rest Wärme ab, dann öffnete ich die Tür zum Hof und lief auf Zehenspitzen über den taunassen Rasen hin zum Plumpsklo, setzte mich voller Erleichterung auf die viel zu große Öffnung und stützte mich mit durchgedrückten Armen am Rand des Loches ab. Tief unten plätscherte es hohl, jedes Kribbeln, jedes noch so kleine Kitzeln an meinem Körper jagte mir Schauer über den Rücken, da ich um die großen Spinnen wusste, die sich hier herumtrieben. Aber ich konnte nicht darauf reagieren oder mich kratzen, da ich mich ja mit beiden Armen abstützen musste, um nicht wie ein Taschenmesser zusammenzuklappen und durch das Loch in die Gülle zu fallen. Als ich endlich fertig war, zog ich erleichtert meine Hose hoch, kratzte mich am ganzen Körper und sah zu, dass ich aus diesem Loch hinauskam, hastete zurück über die kalten Fliesen der Küche, über den warmen Teppich des Wohnzimmers, zurück durch das Schlafzimmer meiner Großeltern, den langen Flur entlang und in mein mittlerweile klamm gewordenes Bett.

Am nächsten Morgen um sechs Uhr spätestens würde mein Großvater mit Krawall aufstehen, wir würden ein rasches Frühstück zu uns nehmen, in Milch eingebrockte Brötchen oder eine Scheibe *klitschiges* Brot vom Vortag mit einer dünnen Schicht Butter und Marmelade, dann würde ich, kaum dass es hell geworden war, mit einem Sack Körner die Hühner füttern gehen, die wackelnd hinter mir herliefen, wenn sie meinen Ruf hörten. Ich würde die Eier holen und in einem Drahtkorb in die Küche bringen, ich müsste die Kartoffelkäfer auflesen und in eine halb mit Wasser gefüllte Flasche stecken, wo sie noch eine Weile zappelten, aber dann in einem Massengrab aus ihresgleichen starben, mein Großvater würde am Mittag die Käfer zählen und mir für jeden toten Käfer einen Pfennig geben, ich würde die Gurken ernten und später in der Garage nach Größe sortieren: Zweier, Dreier, Vierer, Krüppel. Am Abend wusch ich mir die Hände mit der groben, sandigen Waschpaste aus der Dose, und dieses gemeinsame Händewaschen mit meinem Großvater und meinem Onkel, dieses minutenlange Händeeinreiben und dem schmutzigen Schaum beim Ablaufen zusehen, dies war das Ritual, bei dem ich mich zum ersten Mal als Mann gefühlt habe. Am Ende der Ferien drückte mir mein Opa fünfzig Mark in die Hand, klopfte mir ein paarmal auf den Kopf – seine Form der Zärtlichkeit – und sagte: »Hast gut geholfen.« Und in diesen Momenten wollte ich nicht mehr zurück in die enge Wohnung meiner Familie, in die Schule, in meine Familie. Die ersten Abende nach meiner Rückkehr lag ich abends in meinem Bett und weinte und sehnte mich zurück auf das Land.

Warum kam mir all das gerade jetzt in den Sinn? War es der letzte Versuch meines Unterbewusstseins, vor dem Vortrag zu fliehen?

Die Besiedlung draußen wurde dichter. Falkensee, Spandau. Der Zug verlor an Geschwindigkeit. Westkreuz, Bahnhof Zoo. Gleich müsste ich eine schlüssige Geschichte von mir erzählen, eine Geschichte, die auf ein Happy End verwies, mit Rückschlägen und Kämpfen und hohem Identifikationspotenzial. Ich müsste eine logische Beweiskette liefern, die zu dem Ergebnis führte, dass es sich lohnen würde, in mich zu investieren. Ich warf einen letzten Blick auf meine Präsentation – »Welches Problem soll gelöst werden? Warum ist diese Lösung besser als die der Konkurrenz? Wie sieht der Markt aus?« –, bevor ich sie in meiner Tasche verschwinden ließ. Kanzleramt, Hauptbahnhof. Der Dicke und ich nickten uns zu. »Bis später«, sagte ich.

Als ich aus dem Zug stieg, fühlte es sich an, als wäre nur mein Anzug ausgestiegen und ich selbst wäre im Zug sitzen geblieben und würde mit meinen Erinnerungen weiterfahren.

»Was bedeutet es zu publizieren? Zu publizieren bedeutet, eine Öffentlichkeit zu erreichen. Das hat es schon immer bedeutet, nur früher benötigte man dazu aufwendige Produktionsmittel. Man benötigte Kapital, Druckmaschinen, einen komplexen Vertrieb, man musste eine riesige Maschinerie in Gang halten, um eine Öffentlichkeit zu erreichen. Was benötigt man heute? Ein Smartphone. Mehr nicht. Jeder ist Publizist, jeder will mit seiner Botschaft gehört werden. Wir leben in einer Welt von Sendern. Das ist der wahre Kampf des 21. Jahrhunderts, der Kampf um Aufmerksamkeit, um die Antwort auf die Frage: Mit welchen Mitteln erreiche ich die meisten Menschen?« Ich machte an dieser Stelle, wie ich es zuvor einstudiert hatte, eine Kunstpause, um den Satz wirken zu lassen. »Die größte Herausforderung ist es also heute, Empfänger überhaupt noch zu erreichen – nicht technisch, sondern emotional, sodass sie bereit sind, für Informationen Geld zu bezahlen. Sie wissen selbst, wie hoch die Hürde im Internet ist – selbst bei kleinen Beträgen. Sie müssen Ihre Daten eingeben, Ihre Adresse, Ihre Kreditkartennummer, das x-te Passwort, das Sie sich wieder nicht merken können, und so weiter.«

Ich blickte in hundertzwanzig leere Gesichter überwiegend männlicher Tagungsteilnehmer, die mich stumpf anschauten. Ich konnte in ihren Gesichtern nicht erkennen, ob sie neugierig waren, konzentriert oder einfach nur müde. Dunkle Anzüge, blaue Hemden. Vereinzelt Krawatten. Das Podium war recht hoch, ich hatte drei Stufen hinaufsteigen müssen, sodass ich den ganzen Saal überblicken konnte, ein Art-déco-Saal mit raumhohen Fenstern und goldverzierten Türen. Irgendwo in der Mitte meinte ich den Dicken aus dem Zug zu erkennen, aber vielleicht war es nur Einbildung. Ich schaute auf die Folie vor mir. Zu viel Text. Ich hätte kürzen sollen, denn ich sah, wie die Leute im Saal über die Zeilen flogen, mir aber dabei nicht mehr zuhörten. »Natürlich können Sie versuchen, sich über Werbung zu finanzieren. Aber erstens brauchen Sie dafür sofort eine hohe Reichweite, und zweitens: Werbung nervt. Und dieses Gefühl des Genervtseins überträgt sich auf den Inhalt. Mit Joinvision ist es uns gelungen, jenseits von Werbung eine Infrastruktur zu schaffen, die es Ihnen ermöglicht, mit Ihren Inhalten Geld zu verdienen.«

Ich hatte genau fünfzehn Minuten Zeit. Die ersten Minuten hatte ich mich, wie ich fand, ganz passabel geschlagen, indem ich das auswendig Gelernte abspulte. Ich redete langsam, wie ich es im Büro geübt hatte, ich setzte Pausen, ich wies zwischendurch mit meiner rechten Hand in einer fast präsidialen Geste auf die Leinwand hinter mir und merkte, wie ich damit die Blicke der Teilnehmer lenken konnte. Ich war der dritte der drei Gründer, die hier gegeneinander antraten und um die Gunst der Investoren buhlten. Mein Auftritt war der letzte des Tages, und ich hatte das Gefühl, einige schauten ein paarmal zu oft auf die Uhr und hörten lieber dem Geklapper der Cateringfirma draußen im Foyer zu als mir. Vor mir war das Start-up *stylo* an der Reihe gewesen, eine Firma, die Hochglanzmagazine in klickbare Inhalte verwandelte. Sie hatten ihren Vortrag mit der Frage beendet: »Wie performt Ihr Content?« Diese Frage prangte an der gigantischen Leinwand, als die beiden unter Applaus die Bühne verließen. Wie performt Ihr Content? Mit dieser Frage im Blick war ich die drei Stufen zum Podium hinaufgestiegen, hatte den USB-Stick in den Rechner gesteckt und mit zitternden Fingern meine Präsentation angeklickt. Mein Herz hatte gehämmert, aber es war mir anfangs gut gelungen, die Aufregung unter Kontrolle zu halten, die Energien zu kanalisieren und produktiv zu wenden. Doch langsam spürte ich, wie diese Anfangseuphorie nachließ, wie mein angespannter Körper erlahmte, weil er glaubte, das Gröbste sei geschafft. Diese Entspannung war gefährlich.

»Joinvision ermöglicht es, die User niedrigschwellig zu einer regelmäßigen Zahlung zu motivieren. Joinvision bietet eine Infrastruktur für Publisher, um Geld zu verdienen. Wie genau, das möchte ich Ihnen in den folgenden Minuten erklären.«

User, niedrigschwellig, Publisher. Innerlich wiederholte ich die Worte. Wie performt mein Content? War ich einen Deut besser als meine Vorredner mit ihren getrimmten Dreitagebärten? Hatte ich nicht meine Sprache verraten? War sie nicht schon in weiten Teilen durch diese Hybrid-Sprache ersetzt worden? Dieses Konferenz-Esperanto, eine Mischung aus eingedeutschtem Englisch, Vokabeln aus dem Grundkurs BWL und Programmierer-Floskeln? Es war eine reduzierte Sprache mit einem Kernwortschatz von vielleicht hundert Wörtern, in dessen Zentrum meistens das Wort Content stand. Je häufiger dieses Wort in den Mund genommen wurde, umso inhaltsleerer erschien es mir. Ich klickte auf die nächste Folie. Immerhin hatte ich hier gestern Abend noch das Wort Content durch »Inhalte« ersetzt, aber ich war mir unsicher, ob das die richtige Entscheidung gewesen war. »Joinvision bietet jedem Publisher verschiedene Features, die er leicht in seine Website integrieren kann. Als Erstes unser Join Overlay, mit dem man direkt auf der Seite um Unterstützung für seine Inhalte werben kann.«

Meine Worte liefen wie von Band aus meinem Mund, weil ich sie mir nicht vergegenwärtigen musste, sondern sie aus einem Warenlager holte wie ein routinierter Picker auf seiner Tour. Jeden Satz hatte ich in den letzten Wochen sorgsam ausgearbeitet und dann in einem bestimmten Regal abgelegt, verknüpft durch kleine Eselsbrücken, wo ich ihn jetzt wieder herausholte.

Es gab nur zwei Probleme. Erstens: Bei dieser Methode verlor man den Kontakt zu dem, was man sagte. Man imitierte Emotionen nur noch, da sich die Sätze durch das häufige Wiederholen abgenutzt hatten. Das zweite Problem bestand darin, dass ich nie wirklich gut im Auswendiglernen gewesen war und mir nur etwa die ersten fünf Minuten eingeprägt hatte – dann, davon war ich ausgegangen, war ich so gut im Stoff drin, dass ich anhand der Stichpunkte auf den Folien spontan weiterreden könnte. Ich stand hier oben auf dem Podest und redete weiter, doch das, was ich sagte, und das, was ich dachte, liefen immer weiter auseinander, als führe ich auf eine Weiche zu und nähme beide Gleise gleichzeitig, wohl wissend, dass das nicht funktionieren kann, da ich nicht an zwei Orten gleichzeitig sein konnte, so wie der kalkweiße Mann in *Lost Highway* von David Lynch. Wie performt mein Content?, fragte ich mich, als ich in das nächste Regalfach griff, um einen Satz herauszuholen, aber dort nichts fand. Das Stampfen in meinem Kopf war plötzlich wieder da, dieses tiefe Brummen von heute Nacht. Die Nacht! Das hatte ich völlig vergessen. »Ähm …« Ich tastete immer noch in dem Regal herum, doch der Boden war leer, nichts, nichts war dort zu finden. Ich war aus meiner Sprache gefallen. Die Hitze schoss mir ins Gesicht, ich sah die ersten verwunderten Blicke, hinten zwei Männer, die aufstanden, sich das Sakko zuknöpften und den Saal verließen. Als sie die Tür öffneten, schwoll das Klappern aus dem Foyer kurzzeitig an, was dazu führte, dass sich der halbe Saal umdrehte und vermutlich gerade nervös wurde, weil alle Angst hatten, nun zu spät zum Buffet zu kommen. Ich konnte dem Impuls, einfach von der Bühne zu steigen und fortzulaufen, nur mit äußerster Kraftanstrengung widerstehen. Wo war alles hin? Mein Wissen, meine Vorbereitung, mein Selbst? Ich suchte und fand nichts, außer ein schwarzes Zittern und Scham; das dunkle Tier wuchs wieder aus meinem Magen in die Speiseröhre hinein, verästelte sich in die Lunge, ins Rückenmark und nahm von dort aus alles in Beschlag. »Ähm … entschuldigen Sie.« Was tun? *Was* tun? Ich musste in die Offensive gehen, wie ich es immer machte, ich musste die Situation benennen, ich musste meine Sprache wiederfinden, indem ich zugab, dass ich sie verloren hatte. »Ich habe gerade etwas den Faden verloren.« Vorn in der ersten Reihe sah ich ein vertrautes Gesicht: Frieda, unsere Grafikerin. Ich schaute sie an, sie lächelte und nickte mir zu. Links und rechts von ihr saßen gelangweilte Männer, die ich nicht kannte. Aber vielleicht irrte ich mich.

Vielleicht waren sie gar nicht gelangweilt, sondern müde, verträumt, in Gedanken. Ich musste die Gesichter umdeuten, ich musste mich zu dem Gedanken zwingen, dass diese Menschen nicht gegen mich waren, sondern für mich. Ich schaute Frieda an, sie nickte abermals. In diesem Moment wurde sie mein Rettungsanker. »Also«, setzte ich an, »wo war ich stehen geblieben?« Ich schob den Ausfall auf die späte Stunde und darauf, dass wir uns sicher schon alle auf das Buffet freuten, wofür ich sogar einige Lacher erntete. Den Rest des Vortrags wandte ich mich direkt an Frieda, es war, als hätte ich ihn nur für sie geschrieben und als müsste ich nur ihr alles erklären. Die Worte kamen mir wie von selbst über die Lippen, die Maschine lief wieder, ich beendete den Vortrag mit einer Folie, auf der unsere Kontaktdaten standen, und bedankte mich für die Aufmerksamkeit. Der eher müde Applaus machte mich verlegen, ich ordnete die Unterlagen länger als nötig und stieg erleichtert vom Podium; der Saal war schon halb leer, die Zuhörer stauten sich an den Türen. Alle wollten hinaus zum Essen.

Ein paar Minuten später stand auch ich an einem der runden Tische, die mit weißen, mittlerweile vollgekrümelten Hussen verhangen waren. Ich steckte mir ein Häppchen mit Lachs und Meerrettich in den Mund, nippte am Wein und schaute mich um, da löste sich aus einer Gruppe ein Mann um die fünfzig und stellte sich zu mir an den Tisch. Er trug einen feinen, dunkelblauen Anzug, Manschettenknöpfe, einen akkuraten Dreitagebart und blickte mich mit einem stechenden, unruhigen Blick an.

»Sehr gut«, sagte er, »gefällt mir, Ihre Idee.« Seine Stimme war klar und schneidig. Das war jemand, der an der Spitze einer Hierarchie stand, der es gewohnt war, eindeutige Aussagen zu treffen. »Abgesehen von Ihrem kleinen Hänger, hatte Ihr Pitch die meiste Substanz.« Seine Haare waren gescheitelt. Was er sagte, fühlte sich an wie die unumstößliche Wahrheit. Wenn er sagte, dass etwas gut war, dann war es auch gut, da gab es keine Zweifel. Ich glaubte ihm sofort.

»Danke.« Ich spülte das trockene Brötchen mit einem Schluck sauren Weißwein hinunter.

»Rathgen«, sagte er und reichte mir die Hand, »Friedrich Rathgen.«

Ein paar Meter entfernt stand Frieda. Sie lächelte mich an, und als ich kurz zu ihr hinüberblickte, winkte sie mir zu, indem sie mit den Fingern ihrer rechten Hand kleine Wellenbewegungen machte. Ich winkte zurück. »Erzählen Sie mir von sich. Sind Sie verheiratet?«

Ich nickte, erzählte ihm von Birte, Sophie und Jeremias, von unserem Umzug aufs Land – was ihm ausgesprochen gut gefiel – und dem Hausbau, in dem wir ein wenig feststeckten.

»Ein Haus ist gut. Sehr gut. Gibt es weitere Gesellschafter?«

Ich erzählte ihm von Toni, wie wir die Firma vor gut vier Jahren zusammen gegründet und dann gemeinsam aufgebaut hatten, und dass sie uns zu gleichen Teilen gehört.

»Schön. Das gefällt mir. Hier ist meine Karte. Melden Sie sich. Wir sitzen in Hamburg und haben einige Beteiligungen.«

Ich schaute drauf. *Friedrich Jost Rathgen. Private Equity. An der Alster 35, 20099 Hamburg.*

»Vielen Dank, das werde ich tun.«

»Schönen Abend noch.« Er drehte sich um und wurde wieder Teil jener Gruppe ein paar Tische weiter, die er gerade für mich verlassen hatte und die sich sofort für ihn öffnete und ihn bereitwillig als ihr zurückgekehrtes Zentrum aufnahm.

»Na du«, sagte Frieda und umarmte mich. »War gut. Trotz des kleinen Hängers.«

»Ich weiß nicht.«

»Doch, wirklich.«

Eine Hostess kam mit einem Tablett Sektgläser vorbei, ich schnappte uns zwei und reichte Frieda eines davon.

»Und? Ein Investor?«, fragte sie.

»Mal schauen. Er wirkte auf jeden Fall interessiert.« Ich hielt meinen Ton absichtlich neutral, um mich vor einer vielleicht trügerischen Hoffnung zu schützen. Ob aus solchen Anfragen wirklich etwas werden würde, war ungewiss.

»Das wird schon, ich hab ein gutes Gefühl.« Sie neigte mir ihren Sektkelch entgegen, sagte »Prost« und schaute mich von unten über die Ränder ihrer Brille an. Sie war ungewohnt klein, ungewohnt deshalb, weil Birte etwa so groß war wie ich. Ich stieß mein Glas gegen ihres, und als ich das Perlen des Sekts in meinem Hals spürte, fühlte ich mich zum zweiten Mal an diesem Abend von ihr gerettet, denn kaum etwas war schrecklicher als die Einsamkeit an Stehtischen, an denen man sich in der Gesellschaft von halb leeren Gläsern und angebissenen Brötchen langweilte, während man so tat, als habe man gar keine Gesellschaft nötig, aber dennoch den Blick unter halb geschlossenen Augenlidern wandern ließ, auf der Suche nach einem bekannten Gesicht, nach irgendjemandem, an den man sich heften konnte. Je länger man allein herumstand, umso aussätziger fühlte man sich, umso durchschaubarer wurden die leeren Gesten, der hundertste Blick aufs Handy, als würde man im Sekundentakt wichtige Nachrichten empfangen, das x-te Studieren des ausliegenden Tagungsflyers.

Doch mit Frieda an meiner Seite fühlte ich mich vollwertig; wir genügten uns ganz und gar, wir lachten, wir angelten uns einen Sekt nach dem anderen von den Tabletts der stoisch umherstreifenden Hostessen und machten uns über die Vorträge der anderen lustig. Ich nahm einen der Flyer zur Hand und rezitierte: »Namhafte Top-Speaker teilen ihre Success-Storys und Learnings, berichten über Herausforderungen im Zuge des Wandels und der Digitalisierung und darüber, wie die Zusammenarbeit zwischen Old-Bees und New-Bees funktionieren kann.«

»Pff ... o mein Gott«, sagte Frieda und rollte mit den Augen, dann las sie: »Erhöht euren Bekanntheitsgrad und pusht euer Business.« Sie warf den Flyer zurück auf den Tisch. »Das ist so ein Stuss, pff.« Sie hatte eine lustige Art, »Pff« zu sagen. Als entweiche die Luft aus einem Luftballon, stieß sie nach jedem zweiten Satz dieses hohle Pfeifen zwischen Unterlippe und Schneidezähnen aus, als sei ihr die Welt und alles, was in ihr passiert, schnuppe. Ich nahm Frieda an diesem Abend zum ersten Mal nicht nur in ihrer Funktion als Grafikerin wahr, sondern als Frau und war fast überrascht, dass sie auch eine private Seite hatte. Sie war eher unscheinbar, auf der Straße wäre sie mir kaum aufgefallen, sie hatte ihre Haare zu einem Pferdeschwanz zusammengebunden, trug eine abgewetzte Jeans und darüber eine orientalisch anmutende Bluse, die ein wenig aus der Zeit gefallen war. Entweder kleidete sie sich immer so, dann schien es ihr weitgehend egal zu sein, welche Wirkung sie hervorrief, oder sie hatte ihr bestes Stück aus dem Schrank geholt, dann hatte sie eine geradezu naive Auffassung von Eleganz. Es war dieser Gleichmut, den sie ausstrahlte, der mich umgehend für sie einnahm. Sie wirkte wie jemand, der kein Gespür für Konventionen hatte oder dem sie egal waren. Dieses Gefühl verstärkte sich, als ich sie essen sah. Sie holte sich ein Laugengebäck und stopfte es sich in den Mund, es war weniger ein Kauen als ein Mampfen. Sie hatte etwas Maßloses, das mich an diesem Abend zunehmend erregte. Ich holte uns noch zwei Gläser Weißwein und fragte sie nach ihrem Leben aus. Ursprünglich kam sie aus der Nähe von Dresden, lebte aber schon seit den Neunzigern in Berlin. Sie hatte an der Kunsthochschule Weißensee studiert und eigentlich bildende Künstlerin werden wollen. Aber die Hoffnung, davon auch nur ansatzweise ihr Leben bestreiten zu können, hatte sie mit Anfang dreißig aufgegeben. Seither treibe sie ein wenig ziellos dahin, vor allem seit der Trennung von Florian, ihrem Ex, aber im Großen und Ganzen gehe es ihr gut und sie komme zurecht. Ich fragte sie, was es mit Florian auf sich habe, aber sie blieb in ihrer Antwort knapp. Er sei Historiker an der Uni, er forsche über das Judentum im 19. Jahrhundert.

»Und warum habt ihr euch getrennt?«

»Pff. Schwieriges Thema.« Sie schaute mich von unten an. »Na ja. Er wollte keine Kinder. Ach, das war am Ende alles nichts mehr. Und bei dir?«

Mir fiel es schwer, von Birte, den Kindern und dem Haus zu erzählen. Ich wollte ihrer Trennungsgeschichte nicht eine vermeintliche Heile-Welt-Geschichte entgegensetzen, also verlagerte ich mich darauf, von den Problemen beim Hausbau zu erzählen, ein Thema, mit dem ich, berauscht, wie ich war, Abende hätte bestreiten können.

Doch ich merkte bald, dass die Risse in der Fassade eines Neubaus nur für Menschen von Bedeutung waren, die selbst ein Haus gebaut oder saniert hatten. Nachdem sie zum dritten Mal »Aha, interessant« gesagt hatte und ihren Blick dabei durch den Saal schweifen ließ, hörte ich auf, davon zu reden.

»Und wie ist es so mit zwei Kindern?«, fragte sie.

»Was soll ich sagen? Sie krempeln dein Leben um. Alles, was vorher wichtig war, verliert an Bedeutung.«

»Zum Beispiel?«

»Reisen. Ausgehen. Kultur. Party. Sex.«

Sie schaute mich an. »Sex?«

»Na ja, vielleicht nicht. Gewissermaßen zwangsläufig.«

»Pff, frag mich mal ...«

Sie trank ihren Wein in einem Zug leer und schaute sich im Saal um. »Bei mir verlieren die alten Dinge auch an Bedeutung. Nur, wenn du keine Kinder hast, tritt nichts an ihre Stelle.«

Mittlerweile hatte sich der Saal geleert, an einigen Tischen standen noch jene Typen, die auf jeder Party bis zum Schluss blieben und einfach immer weitertranken, bis man sie rauswarf. Frieda schaute in den Saal hinein und drehte das Weinglas zwischen ihren Fingern. Irgendwann sagte ich: »Schön, dass du heute da bist. Du hast mir das Leben gerettet.«

Sie blickte mich überrascht an. »Ach was. Ich hab einfach nur da gesessen.«

Wir schauten uns in die Augen, ein wenig länger, dann strich ich ihr mit meinen Fingerspitzen eine Haarsträhne hinter das Ohr. Sie legte ihren Kopf schief, als wollte sie sagen: »Streich bitte noch einmal darüber«, was ich tat. Dann berührte sie mit ihrer Hand meine Wange, die sich nach diesem langen Tag rau anfühlte. Ich sah mich um. Die Hostessen räumten die Tische ab, das Foyer war so gut wie leer, trotzdem wollte ich es nicht riskieren, hier derart mit Frieda gesehen zu werden. Vielleicht stand Rathgen noch in irgendeiner Ecke oder kam gerade vom Klo und sähe sein Bild von einem aufstrebenden, vertrauenswürdigen Familienvater, in den er investieren wollte, sofort erschüttert.

»Sollen wir gehen?«, fragte ich.

»Na klar«, sagte sie. Wir holten unsere Jacken von der Garderobe und gingen hinaus auf die Straße. Das Tagungshaus lag irgendwo am Wannsee. Die Straßen waren leer, die Leute saßen in ihren von Kronleuchtern erhellten Altbauten, in denen wahrscheinlich Salons, Empfänge oder Hausmusikabende stattfanden. Wir gingen unter Linden und Straßenlaternen entlang Richtung S-Bahnhof. Unsere Schritte hallten auf den Granitwegen. Ihr Gang: leicht wippend, da sie die Angewohnheit hatte, mit den Fußballen zuerst aufzutreten, was ihr etwas Unbedarftes, fast schon Tollpatschiges verlieh. Wir liefen eine Weile schweigend nebeneinander her, als wüssten wir nicht, wie wir mit der Geste von eben umgehen sollten, doch irgendwann blieben wir stehen, fast gleichzeitig, schauten uns an, ich nahm ihren Kopf in meine Hände, beugte mich zu ihr hinab und drückte meine Lippen auf ihre Lippen. Es war ungewohnt, die Haut einer fremden Frau zu berühren, es fühlte sich an, als betrete man im Winter als Erster einen frisch zugefrorenen See. Ihre Nasenspitze war kalt, ihre Lippen auch, sie waren dünner und härter als Birtes Lippen, aber sie öffnete den Mund, als läge ihr ganzer Körper nur in ihrem Mund, als wäre sie ganz Mund und nichts anderes mehr.

Wir stiegen in die S7 Richtung Alex. In der S-Bahn war es uns dann schon egal, ob uns jemand beobachtete oder nicht. Sie schob ihr Bein über meinen rechten Oberschenkel und ich spürte die Hitze zwischen ihren Beinen durch meine Hose hindurch. Irgendwann machte es Pling in meiner Tasche. Frieda wandte sich von mir ab, und ich war ihr dankbar für diese Diskretion. Eine SMS von Birte. »Kinder schlafen jetzt erst. Und, wie ist es gelaufen?« Hektisch schrieb ich zurück: »Sehr gut. Bin erledigt. Morgen mehr.« Am Alex stiegen wir um in die U2 Richtung Pankow, purzelten an der Schönhauser aus der Bahn, mitten hinein ins Gewühle unter der Hochbahn, und da war sie wieder, die alte, schmutzige Bekannte Berlin, in einem speckigen Mantel und mit Läusen, mit einem faltigen Gesicht, mit dreckigen Fingernägeln und zerlatschten Lederschuhen, aber mit einem verschmitzten Lächeln und einer Energie im Blick, der man umgehend verfiel, eine Bekannte, die man ewig nicht gesehen hatte, mit der man aber sofort die ganze Nacht verbringen konnte, jemand, mit dem man über die alten Zeiten reden konnte, jemand, der sich nie ändern würde und bei dem man sich sicher war, dass diese Verbundenheit für den Rest des Lebens anhalten würde. Berlin, das plötzlich wieder strahlte wie früher, der alte Geruch, die vollgepissten Granitwege, die ruppigen Radfahrer, die spanischen Touristen mit einem Bier in der Hand. Ich musste an die Tage mit Micha denken, mit Micha in den illegalen Bars, mit Micha in der unsanierten Wohnung in der Gleimstraße, ich dachte an den beigefarbenen Kachelofen, auf dem die immer gleichen Whiskyflaschen standen, um die herum sich eine dicke Staubschicht gebildet hatte, ich dachte an die Löcher im Putz von den Salven des Zweiten Weltkriegs, ich dachte an die wilden Nächte, als wir in den Eingeweiden dieser Stadt herumkrochen und im größten Dreck die hellsten Gedanken fanden. Ich fragte mich, ob man alles, aber auch wirklich alles ab einem gewissen Alter mit »früher« vergleichen musste, ob man alles, was jetzt noch passierte, wie eine Folie über vergangene Ereignisse legte, um beides miteinander abzugleichen. War ich unfähig geworden, einfach nur in der Gegenwart zu leben? Nein, dieser Abend sollte der Beweis für das Gegenteil werden.

Als wir in die Gleimstraße einbogen, stutzte ich einen Moment, dann erzählte ich ihr, dass ich vor zwanzig Jahren hier einen sehr guten Freund gehabt hätte, weiter unten, kurz vor dem Tunnel, an der Grenze zum Westen. Ich geriet ins Philosophieren über die Wiederkehr bestimmter Ereignisse im Leben, dass sich Kreise schließen würden und so weiter. Dabei nahm ich sie in den Arm und hatte das Gefühl, dass sie fast in meiner Armbeuge verschwand; sie schlang ihren Arm um meine Hüfte, und wir gingen, leicht schwankend, im Gleichschritt die Straße entlang und sahen aus wie eines dieser verliebten Berliner Pärchen, das gerade aus einem Club gekommen war und nun die ganze Nacht durchvögeln würde. Vor der Nummer 16 blieb sie stehen, holte einen Schlüssel raus, und wir rannten hinauf in den vierten Stock.

»Meine Wohnung. Mit kleinem Büro«, sagte sie, oben angekommen. Es war eine Zweizimmerwohnung – vielleicht fünfzig Quadratmeter groß, mit billigem Laminat –, die zuletzt in den 90ern renoviert worden sein musste. Auf der Eckcouch lagen Klamotten wild verstreut, als hätte sie vor der Tagung noch hektisch nach etwas Passendem zum Anziehen gesucht, an den Wänden hingen Zeichnungen und Collagen und ein paar Ausstellungsplakate. Insgesamt hatte die Wohnung etwas Höhlenartiges. Aufgeräumt wirkte allein ein weißer Tisch mit einem MacBook darauf und einem weißen Hocker davor. Aber all das nahm ich nur aus den Augenwinkeln wahr, denn noch während ich darüber nachdachte, wie unglaublich sich dieser Tag entwickelt hatte und wie unwahrscheinlich es noch heute Morgen gewesen war, dass ich jetzt in einer dieser Wohnungen sein würde, zu denen man sonst nur von außen hinaufschaute, während ich darüber nachdachte, wann ich das letzte Mal an einem Morgen nicht gewusst hatte, wie der Tag enden würde, während ich all das dachte, zog Frieda meinen Kopf zu sich, zog sich aus, zog mich aus, alles gleichzeitig, und schob mich hinüber ins Schlafzimmer, wo wir uns auf das Einsvierziger-Bett fallen ließen, uns mit aller Kraft umarmten und versuchten, eine möglichst große Kontaktfläche zwischen unseren Körpern herzustellen. Frieda liebte so, wie sie aß. Maßlos, ungehemmt, wild. Es war das erste Mal, seit ich Birte kannte, also seit gut zwölf Jahren, dass ich wieder die Haut einer anderen Frau berührte. Ich hatte mir den Moment eines Tabubruchs immer heilig, tief, weltumfassend vorgestellt, doch es fühlte sich selbstverständlich an. Als würden Frieda und ich schon seit Monaten miteinander schlafen. Intensiv, lustvoll, aber heimatlich vertraut. Ich weiß nicht, wie sie das anstellte, aber es gelang ihr, sofort eine eheähnliche Intimität zwischen uns herzustellen. Sie strahlte keinerlei Unsicherheit aus, ich fühlte mich schon nach einer Stunde bei ihr wie ihr langjähriger Partner, das Höhlenartige ihrer Wohnung griff auf mich über, ich fühlte mich sofort bei ihr zu Hause. Als sie aus der Dusche kam, lag ich nackt auf dem Bett, hatte meinen Kopf auf den Arm gestützt und versuchte, das alles zu begreifen. Ich schaute auf mein Handy, es war elf Uhr. Keine Nachricht von Birte.

»Wie geht's dir?«, fragte ich.

»Gut«, sagte sie. »Sehr gut. So gut wie lange nicht.«

Ich schwang mich aus dem Bett und trat, nackt, wie ich war, hinaus auf den kleinen Balkon hoch oben über der Gleimstraße. Nach rechts hatte man eine weite Sicht bis zur Schönhauser und zum Colosseumkino. Dem Altbau gegenüber hatten sie zwei Lofts auf das Dach gesetzt wie gläserne Hüte. Die Küchenzeile grenzte direkt an das Fenster, sodass man beim Kochen quasi zwanzig Meter über der Gleimstraße stand. Ein Mann in Boxershorts lief dort drüben herum. Er schenkte sich einen Wein ein, drehte die Musik lauter und tänzelte durch die Wohnung.

Die Nachtluft war frisch, die Brüstung des Balkons reichte mir bis zum Bauchnabel. Frieda hatte drinnen Klezmermusik aufgelegt. Die ruhigen, melancholischen Töne der Bassklarinette schwebten an mir vorbei, jeder Ton wie eine kleine Fee, die mir drei Wünsche erfüllen wollte, doch ich ließ sie wortlos ziehen, hinaus in den Nachthimmel. Frieda stellte sich neben mich. Sie trug Unterhemd und Slip und hatte eine Zigarette in der Hand.

»Du rauchst?«

»Gelegentlich.«

Genauso, wie sie aß und wie sie liebte, rauchte sie auch; etwas unbeholfen hatte sie die Zigarette zwischen Daumen und Zeigefinger geklemmt, sie inhalierte tief, als könnte sie nicht genug bekommen, als schiene sie alles, was ihren schmalen Körper erreichte, einsaugen zu wollen. Ich hielt ihr zwei Finger hin, sie steckte die Zigarette dazwischen. Ich zog daran, was ich seit Jahren nicht mehr getan hatte, und das Nikotin schoss mir sofort ins Gehirn.

»Klezmer?«

»Ein Überbleibsel von Florian.«

Unten lärmte eine Horde Betrunkener vorbei, jemand versuchte einzuparken und quälte den Motor dabei, doch der Parkplatz war zu eng, also gab er nach mehreren Versuchen auf und fuhr davon.

»Sollen wir noch mal raus?«

»Schöne Idee«, sagte sie. Wir warfen uns unsere Sachen über und gingen hinaus auf die Gleim. Wir nahmen uns an die Hand und alberten kindisch herum wie zwei Pubertierende. Ich umarmte sie, küsste sie, einfach deswegen, weil es möglich war, weil ich mich nicht umschauen musste, weil es denen, die an uns vorbeigingen, egal war, weil ich sichergehen wollte, ob all das hier wirklich existierte, ob es wieder und wieder funktionierte oder ob es nicht doch einen Haken gab, ein böses Erwachen, eine Strafe, die auf dem Fuße folgte. Aber es passierte nichts.

Wir aßen Döner und tranken kalte Miranda dazu, wir gingen in den DVD-Verleih, der hier schon seit zwanzig Jahren abgegrabbelte DVDs anbot, wir nahmen Cover in die Hand und erzählten uns davon, wo und mit wem wir die Filme gesehen hatten. Gegen Mitternacht waren wir wieder bei ihr zu Hause, und ich fiel umgehend in einen Schlaf, der so tief und zufrieden war wie der in der ersten Nacht auf einer Hütte in den Alpen.

Als ich erwachte, war mein Mund trocken. Ich war nackt. Durch das Fenster drangen ferne Bahngeräusche. Frieda lag neben mir, ihre Hand auf meiner Taille, sie schlief mit offenem Mund. Ich beugte mich hinunter zu dem Glas Wasser, das auf dem Boden stand, dabei rutschte ihre Hand meine Hüfte entlang und plumpste auf die Matratze. Sie stöhnte leise und drehte sich um. Ich trank das ganze Glas leer, dann drehte ich mich zurück in ihre Wärme, tastete mich vor zu ihren flachen Brüsten, schob mich von der Seite halb über ihren nackten Körper. Jetzt war sie auch wach geworden, strich mit ihrer Hand über meinen Hintern, weiter hinunter zwischen meine Beine. Ich war sofort erregt, sie auch, und berauscht von der Müdigkeit, verkrallten wir uns ineinander, unser Atem schmeckte sauer und nach Nacht, aber das war uns egal. Wir kamen beide sofort und blieben dann noch lange im Bett liegen, in einer Zwischenwelt zwischen Wachsein und Schlaf. Ihr Kopf lag auf meiner Schulter, und ich wehrte mich lange dagegen, an den kommenden Tag zu denken.

5

Die Zeit ist gnadenlos. Sie geht über alles hinweg, alles wird unter ihr gleich. Ich blickte hinauf in den Himmel. Hier war es kühler als in Berlin, in der Luft lag das frische Ziehen des nahenden Winters, eine unsichtbare Fahne, die einem um die Nase flatterte und beim Einatmen die Nasenflügel von innen kalt werden ließ. Ich fühlte mich wie an einem regnerischen Montagmorgen auf der Arbeit nach vier Wochen Südseeurlaub. Ich steckte in einem Loch so groß wie ein Tagebau, eine triste innere Wüstenei. Vom Nachbargrundstück schallte der Rasenmäher herüber. Von noch weiter her legte sich das Kreischen einer Kreissäge darüber. Irgendwer arbeitete hier in der Siedlung immer.

»Sophie, mach bitte deine Jacke zu!« Birtes Stimme war laut und fest, als müsste sie sie gegen den Wind werfen, doch Sophie lief ungerührt weiter, nach vorn gebeugt, ein einziges Fallen, das jedes Mal wie zufällig von einem der beiden Beine aufgefangen wurde. Die Zipfel der Jacke flatterten hinter ihr her wie rote Engelsflügel, die zu klein waren, um sie wirklich abheben zu lassen, und dabei schleuderte sie ihre Beine derart hinter sich, dass ich Angst hatte, ihre roten Gummistiefel würden ihr jeden Moment von den Füßen fliegen. Birte machte unzufrieden »Mmh«, weil Sophie nicht hörte, und hakte sich bei mir unter, eine Geste, die ich von ihr überhaupt nicht kannte, und die mir grundsätzlich, an diesem Tag aber besonders, zuwider war. Dann schloss sie das Kettenglied um mich, indem sie mit der einen Hand in die andere Hand griff, und ich fühlte mich festgesetzt, schuldig, als wäre ich unerwartet gefasst worden und würde nun abgeführt. Nach einigen Minuten zog ich behutsam meinen Arm aus ihrer Schlinge, unter dem Vorwand, Eike grüßen zu wollen, aber Eike bemerkte mich gar nicht, denn er lief in seiner autistischen Art dem Rasenmäher hinterher, starrte auf den Boden, seine Gummistiefel schlappten, seine Arbeitslatzhose sah aus wie neu. Er mähte, wie immer, in seiner ausgeklügelten Technik, um mit möglichst wenig Bewegung möglichst viel Rasen zu erfassen. Er fing vor der Terrasse an und arbeitete sich spiralförmig weiter in die Mitte vor. So musste er nie wenden, nie halten, nie absetzen. Der Rasen war seine Passion. Jeden Morgen um sieben fuhren im Sommer die kleinen Düsen der automatischen Bewässerungsanlage aus ihrem Gehäuse und besprengten dreißig Minuten lang den Rasen.

»Und jetzt erzähl doch noch mal von gestern«, sagte Birte.

Sophie lief auf ein unbebautes Grundstück und krabbelte auf allen vieren einen Haufen Erde hinauf, wobei ihre Hände und Füße die getrocknete obere Schicht aufrissen und sie dunkle Spuren hinterließ. Jeremias rief: »Sophie, warte!«, und versuchte, ihr zu folgen, doch seine kurzen Beine blieben im hohen Gras hängen, er stolperte, fiel der Länge nach auf den Boden, weinte, ohne sich zu rühren. Birte lief zu ihm hin, half ihm auf, tröstete ihn, dann rannte er weiter.

Ich erzählte Birte ausführlich von der Zugfahrt, dem Springer-Typen, dem Vortrag, meinem Blackout und dem Gespräch mit Rathgen, was den Eindruck hervorrufen sollte, dass wir den ganzen Abend zusammengestanden hatten. Birte freute sich und drückte meine Hand, doch ich versuchte, die Erwartungen etwas zu dämpfen. Zu unwägbar sei das alles noch, es sei eher die Ausnahme als die Regel, dass eine Beteiligung zustande komme. Jeremias hatte es nun auch auf den Berg hinaufgeschafft, und beide Kinder standen oben und winkten, Entdecker ihrer Welt, und wir winkten zurück.

»Du ... ich ...« Birte rang mit sich, sie wollte mir etwas sagen, und sofort fing mein Herz an schneller zu schlagen, sofort überschlugen sich meine Gedanken auf der Suche nach einer Lücke in meiner Erzählung, nach einem verräterischen Wort. »Unser Streit von neulich tut mir leid. Es fällt mir im Moment schwer, eine Idee davon zu entwickeln, was ich will.«

Ich war erleichtert. »Kein Problem. Ich wollte dich nicht unter Druck setzen.«

»Diese Lohnschreiberei kommt mir im Moment so verlogen vor. Seitdem wir hier auf dem Land wohnen, noch mehr. Dieser Pseudo-gute-Laune-Ton und Girlie-Quatsch, das bin ich nicht mehr.«

Ich wusste genau, was sie meinte. Das Land veränderte einen, es veränderte die Beziehung zu den Dingen.

»Und was willst du stattdessen machen?«

Sie schwieg einen Moment. »Wenn ich es mir aussuchen könnte? Einfach frei?«

»Ja.«

»Ich hätte Lust, einen eigenen Blog zu entwickeln. Wieder zurück zu den Wurzeln, zu meinem eigenen Schreiben, zu *meinen* Themen. Ich habe schon tausend Ideen: Wie verändert sich eine Familie, wenn sie aufs Land zieht? Sind Landkinder wirklich glücklicher? Ich könnte Interviews mit renommierten Psychologen führen. Einen Familien-Blog, einen Stadt-

Land-Blog, einen Blog über die selbstständigen Mütter von heute …«

Ihre Wangen wurden rot, sie griff mit den Händen in die Luft, als gäbe es dort etwas zu gestalten. Das war die Birte, die ich von früher kannte, engagiert, leidenschaftlich. Hätte sie mir vor zwei Wochen davon erzählt, wäre ich sofort von ihrer Euphorie angesteckt worden. Heute blieb ich eher still. Noch eine unsichere Existenzgründung vertrug unsere Familie gerade nicht.

»Klingt toll«, sagte ich.

»Begeisterung hört sich anders an.«

»Ich bin nicht sicher, ob das gerade der richtige Moment für so was ist.«

»Du ziehst dein Ding durch, und wenn ich mal eine Idee hab, ist nicht der richtige Zeitpunkt?«

»Doch, nein – so war das nicht gemeint.« In meiner Jackentasche machte es *Pling*. Ich wusste, von wem die Nachricht war, und ärgerte und freute mich zugleich. »Vielleicht hat sich in einigen Monaten was mit dem Investor ergeben, und wir können das von einer sichereren Position aus angehen.«

Birte redete noch weiter, aber ich war nicht mehr in der Lage, ihr zuzuhören. Es kam mir vor, als sei das Frühstück mit Frieda nicht gerade drei, vier Stunden her, sondern drei, vier Wochen. Nachdem Frieda und ich im Morgengrauen noch eine Stunde im Bett gelegen hatten und die Stadt draußen langsam erwachte, war ich aufgestanden, hatte geduscht, hatte im *Backbär* Brötchen geholt, während Frieda das Frühstück vorbereitete, mit O-Saft, Käse und gekochten Eiern. Als der Kaffee durch die Filtermaschine röchelte, schaute ich mich in ihrer Wohnung um, sah mir ihre Arbeiten von früher an, Zeichnungen, Studien, Collagen, stand mit schräg gelegtem

Kopf vor ihrem Bücherregal, zog Otl Aichers *Entwurf der Welt* heraus und blätterte ein wenig darin, trat noch einmal hinaus auf den Balkon, trank dort in der Kühle des Morgens meinen ersten Kaffee und stellte mir vor, wie es wäre, jeden Morgen hier aufzuwachen, meinen Kaffee auf dem Balkon zu trinken, auf die Gleimstraße hinunterzublicken und dann zur Arbeit zu gehen. Frieda kam dazu und umarmte mich von hinten, legte ihren Kopf an mein Schulterblatt, an eine Stelle, an der ich jetzt noch, wenn ich daran dachte, die Wärme ihrer Wangen spürte.

»Sophie, nein!«

Die Kinder rutschten den Haufen hinunter, als wäre er aus Schnee, und zogen dabei eine dunkle Erdlawine hinter sich her. Mich erschreckte, wie leicht man sich hinter zehn Jahren Gewohnheit verbergen konnte, als spielten wir Verstecken und Birte zählte mit geschlossenen Augen immer weiter und weiter, während ich in meinem Versteck schwitzte, in der Hoffnung, nie entdeckt zu werden.

»Was hast du noch mal gesagt?«, fragte ich Birte.

»Mir geht es hier um so wichtige Dinge, und du hörst nicht mal zu?«

»Birte, es tut mir so leid.« Ich blieb stehen und umarmte sie.

Sie nahm meine Entschuldigung sofort an und lehnte ihre kühle Stirn gegen meine Nase. »Ist doch nicht so schlimm. Lass uns wann anders weitersprechen, ja?«

Birte lief ein paar Schritte voraus, um die Kinder am Fuße des Erdhaufens in Empfang zu nehmen und ihnen die Hosen abzuklopfen. Beiläufig holte ich mein Handy heraus und warf einen Blick auf das Display. »Na du. Ich bin immer noch ganz erfüllt von dir. Was war das gestern? Es ist ein einziges Auf und

Ab. Wie geht es dir?« Ich überlegte einen panischen Moment lang, ob ich die SMS löschen oder bewahren sollte, wie etwas Wertvolles, das man sich wieder und wieder anschauen möchte. Birte drehte sich nach mir um, mein Daumen schwebte über der Löschen-Taste, dann ließ ich von dem Gerät ab, steckte es zurück in die Hosentasche und schloss zu den anderen auf.

»Es kann übrigens sein, dass ich nächste oder übernächste Woche noch mal nach Berlin muss.«

»Schon wieder?«

»Ja, es gab da noch einen anderen Interessenten, einen Berliner, der mehr von uns wissen wollte.«

»Wow, super. Musst du wieder über Nacht bleiben?«

»Wahrscheinlich nicht, nein.«

Weiter vorn räumte Malte aus der Nummer 11 seinen Kombi ein. Ich wäre ihm jetzt gern aus dem Weg gegangen, aber es war zu spät, die Kinder standen schon bei ihm, und er hatte sich zu ihnen hinuntergehockt und kniff ihnen in die Wangen.

»Heute Abend, Jonas? Bist du bereit?«, fragte er und federte wieder hoch. Malte war Vertreter, hochgewachsen, Dreitagebart, nahezu Glatze. Er verkaufte Schleifpapiere. Spezialschleifpapiere, Diamant-Schleifscheiben, Polierscheiben oder Trennscheiben. Das schien ein sicheres Geschäft zu sein, denn sie hatten ihr Haus vor einem Jahr fertiggestellt. Garage mit weißem, funkgesteuertem Tor, zwei Säulen vor dem Eingang, kleiner Balkon vor dem Schlafzimmer.

»Wo geht's hin?«, fragte ich.

»Köln. Aber erst morgen. Fünfhundert hin, fünfhundert zurück. Meine sechzigtausend werd ich wohl machen dieses Jahr.« Ständig redete er darüber, wie viele Kilometer er gefahren war. Die Jahreskilometerleistung war für ihn das, was für andere die Fernreise oder der neue SUV war, ein Statussymbol.

»Was ist denn heute Abend?«

»Bowlen. Jetzt sag nicht, du hast es vergessen.«

Ich erinnerte mich dunkel, dass wir vor einigen Wochen darüber gesprochen hatten. Ab und zu taten sich ein paar Männer aus der Siedlung zusammen und fuhren nach Harburg oder weiter hinein nach Hamburg. Es gab Abende, da genoss ich dieses Zusammensein unter Männern, in Maltes Kombi mit sieben Sitzen, blöde Sprüche und laute Musik. Doch heute Abend war mir nicht danach.

»Bei mir eher nicht. Ich bin vorhin erst aus Berlin zurück.«

»Darfst heute nicht raus, was?« Er schaute Birte an und lachte.

Ich zuckte mit den Schultern. »Musst du wohl allein.«

»Allein mach ich schon zu Hause alles. Na ja«, er warf die Kofferraumklappe zu, »vielleicht überlegst du es dir noch mal.«

Die Kinder rannten weiter in das angrenzende kleine Wäldchen, das eigentlich kein Wäldchen war, sondern ein letztes freies Grundstück, das eine alte Dame nicht verkaufen wollte. Niemand kümmerte sich darum. Eine Eiche streckte ihre Äste über das gesamte Grundstück aus, das Unterholz stand dicht, Brombeeren, Gestrüpp, hohes, braunes Wintergras. Birte hastete Sophie und Jeremias hinterher, ich wollte mich gerade von Malte verabschieden, da beugte er sich vor und sagte mit gesenkter Stimme: »Sag mal, wird das mit eurem Haus noch was? Falls nicht, sag Bescheid. Ich such noch was für meine Tochter.« Dann lachte er und öffnete die Fahrertür.

»War nur Spaß. Ich muss auf die Piste. Bis später.«

Als er einstieg, sah ich unter seiner Hose die schwarzen

Thrombosestrümpfe, die er immer tragen musste, da er ständig im Auto saß. Ich suchte nach einem Satz, mit dem ich seinen Scherz hätte kontern können. »Komisch, ich suche auch noch was für meine Tochter, also wenn ihr mal verkaufen wollt«, aber mir fiel der Satz erst ein, als er schon angefahren war und ich nur noch die Rücklichter seines Autos sah.

Sophies rote Jacke blitzte durch das Unterholz. »Papa«, rief sie, »kletterst du mit mir?« Sophie hatte sich schon auf den untersten Ast vorgearbeitet, ihr rechtes Bein baumelte in der Luft, Jeremias rief »hoch, hoch«, Birte nahm ihn an der Hand und kletterte mit ihm auf einen Baumstumpf.

Ich schaute hinauf zu Sophie, sie lag bäuchlings auf dem ersten Ast, ihre Arme und Beine hingen hinunter, dann richtete sie sich mit den Händen auf und kletterte weiter, hinauf zum nächsten Ast. »Papa, komm!« Ich prüfte noch einmal, ob mich der Ast auch wirklich tragen würde, indem ich mehrmals kräftig daran zog, dann schwang ich mich hinauf. Der Ast federte, meine Lendenwirbel knackten, die harte Rinde drückte sich in meine Haut. Ich drückte mich mit dem rechten Fuß ab, wobei ich wieder ein Ziehen im Knöchel spürte, verlagerte mein Gewicht auf die Arme und zog mein linkes Bein vorsichtig nach, bis ich schließlich wie ein Frosch auf dem untersten Ast hockte, links und rechts die angewinkelten Beine und in der Mitte die Arme. Das kostete viel mehr Kraft, als ich gedacht hatte. In meiner Erinnerung fühlte sich Klettern leicht an, aber das war es jetzt nicht mehr. Mein Körper war träge geworden.

»Papa, ich hab hier eine Versperrung. Das ist schon mal ganz gut. Damit der Fuchs nicht durchkommt.«

Ich blickte hinauf zu Sophie, die mit einem Zweig rang, dann hinab auf das wilde Grundstück, hielt Ausschau nach dem Fuchs und rief: »Ist gut, ich passe auf, dass er nicht kommt.«

»Gib mir deine Hand, hier oben ist es sicher.« Sie reichte mir vom nächsthöheren Ast ihre kleine Kinderhand, ich ergriff sie, sie war so groß wie zwei meiner Finger, und tat so, als ließe ich mich von ihr hinaufziehen. »Komm, Papa, schnell, bevor der Fuchs kommt.«

Dann saßen wir dort oben, ließen unsere Beine baumeln und beobachteten Birte und Jeremias. Er war gerade dabei, von dem Baumstumpf auf einen danebenliegenden Ast zu steigen, Birte hielt ihn mit einer Hand fest und versuchte auszugleichen, dass er ständig mit einer Körperhälfte nach vorn kippte.

»Super. Das haben wir schon mal gut gemacht, oder?«

»Ja«, sagte ich, »das haben wir.« Der blaue Himmel leuchtete durch die Baumkronen, ich kniff die Augen zusammen und schaute nach oben, ein feines Gespinst aus Ästen und Zweigen lag vor dem Blau wie ein sehr luftiges Gewebe. Es roch nach Herbst, ein wenig nach Pilzen, das Geräusch von Eikes Rasenmäher drang gedämpft zu uns. Obwohl wir uns nicht wirklich nahestanden, gab mir das Geräusch von Eikes Rasenmäher in diesem Moment ein Gefühl von Zuhausesein, das ewige Hintergrundrauschen der Nachbarn, die Gewissheit, dass dort jemand *ist*, dass dort jemand arbeitet, die Gewissheit, Teil eines sozialen Gefüges zu sein, selbst wenn ich mit den meisten von ihnen nie mehr als drei Sätze wechseln würde. Der Herzschlag der Mutter, das Klappern der Eltern in der Küche an einem sonnigen Sonntagmorgen, die Straßenbahn, der Rasenmäher des Nachbarn, ein Hahn, der irgendwo kräht – war Heimat am Ende nichts anderes als eine Echokammer aus Geräuschen? Ich atmete tief ein, Sophie legte ihren Kopf an meine Schulter. Wenn Glück ein sehr reines, sehr seltenes Element war, so fand ich es hier gerade in Unmengen. Diese Sekunde war ein ganzes Bergwerk, und ich schürfte und schürfte und füllte mein Reservoir auf Monate hinaus auf.

»Kommt ihr langsam?«, rief Birte von unten. »Jeremias kriegt Hunger.«

Sophie richtete sich auf und wollte wieder vom Baum hinunter, sie prüfte den Weg, tastete vorsichtig mit dem Fuß nach unten, um zu schauen, ob sie den darunterliegenden Ast erreichte, redete währenddessen mit sich selbst, wog ab und schlüpfte in verschiedene Rollen. »Papa, was bist du? Ein Igel? Komm mal her, mein kleiner Igel. Hast du Hunger? Bist du krank?« Alles bedeutete etwas für sie, eine Astgabelung wurde zu einer Igelhöhle, ein Wald zu einem Fuchswald, der Baumstumpf zu einer Insel der Rettung in einem Meer. Sie ging durch eine sich ständig verändernde Welt aus Bedeutungen. Alles war offen, alles gewann in jedem Moment einen neuen Sinn, und wenn es keinen Sinn gab, erzeugte sie ihn. Sie lebte nur für den Moment. Insofern, dachte ich, war ich gestern dem Kindsein wieder ein Stück näher gekommen.

Ich stieß mich vom Ast ab und sprang hinunter, landete auf allen vieren im nassen Laub und verlor einen Moment das Gleichgewicht. Die Grenzen des eigenen Körpers nicht kennen, sich nicht mehr halten können, der eiserne Geschmack von Blut, wenn man fällt, die Schmerzen im Steiß, die frische Herbstluft, die kalte Nasenspitze. Ich grub mit den Händen eine Stelle im Boden frei, stieß auf den frischen Humus, nasses Laub, einen morschen Ast, ein Tauwurm wand sich unter meinen Fingern, mir stieg der modrig-süße, faulige Geruch der Komposterde in die Nase. Dort hinten, ein paar Meter weiter, lag mein Stück Land. Wofür wäre ich bereit, es aufzugeben?

Sophie rief, ich solle ihr vom Baum hinunterhelfen. Sie stand auf dem untersten Ast und traute sich nicht zu springen. Ich öffnete meine Arme und sagte, komm, spring, und sie sprang und warf mich fast um und klammerte sich an mich wie früher, ein kleines Äffchen, das Arme und Füße um meinen Körper schlang. Wir lachten gemeinsam, und ich drückte sie fest an mich, bevor ich sie auf ihre Füße stellte. Ich umarmte Birte von hinten, entschuldigte mich noch einmal, dass ich ihr vorhin bei diesem wichtigen Thema nicht zugehört hätte, aber sie sagte nur: »So schlimm war es jetzt auch nicht.«

6

Am Abend holte ich die Visitenkarte von Rathgen aus meiner Tasche, wendete sie in der Hand wie einen kleinen Goldbarren, dann schrieb ich ihm eine Mail, dass ich mich sehr gefreut hätte, ihn auf der Tagung zu treffen, und wir gern in nächster Zeit einen Termin für ein Gespräch ausmachen könnten. Kaum zehn Minuten später hatte ich eine Antwort seiner Assistentin im Postfach, in der sie ein Treffen nächste Woche im Hamburger Büro vorschlug. Ich klappte den Laptop zu und lehnte mich zurück, verschränkte die Arme hinter dem Kopf und fühlte mich großartig. Dann summte das Handy. »Was ist los mit dir? Warum meldest du dich nicht? War es das jetzt für dich?« Ich schaute mich um, Birte verschwand gerade mit Sophie und Jeremias in den Kinderzimmern. Ich entschuldigte mich, dass ich ihr bisher noch nicht geschrieben hatte, ich hätte einfach noch nicht die Ruhe gefunden, um ihr zu antworten. Ich schrieb von der Intensität der letzten Nacht, dem Stress heute, dem schlechten Gewissen und gab zu, dass ich auch nicht wisse, wie es weitergehen solle. Dann drückte ich auf Senden. Nach kurzem Überlegen schrieb ich hinterher, dass ich vermutlich nächste oder übernächste Woche wieder in Berlin sei, woraufhin sie mir drei Smileys mit Herzaugen schickte.

Nachts lag ich im Bett, wälzte mich von einer Seite auf die andere. Diese Stille hier im Gegensatz zu Berlin. Keine Heimat der Geräusche mehr, nur eine Leere, eine Abwesenheit von allem. Meine Hand suchte Birte auf der anderen Seite des Bettes, ich erwischte nur ihre Haarspitzen und rieb sie zwischen meinen Fingern. Im Halbschlaf suchte ich nach Rechtfertigungen für mein Verhalten, die die Schuld von mir wegschieben würden, hin zu ihr – sie begehrt mich nicht mehr, sie schläft kaum noch mit mir –, aber diese Manöver meines Gewissens waren durchschaubar. Es blieb mir nichts anderes übrig, ich musste allein damit fertigwerden. Irgendwann nach Mitternacht schlief ich ein und schreckte kurze Zeit später hoch, als jemand drei Mal hart mit der flachen Hand gegen die Fensterscheibe schlug. Was war das? Hatte ich es nur geträumt? Ich schaute auf den Radiowecker, es war drei. Da war ein Traum, irgendetwas war darin geplatzt. Ich hörte im Flur Schritte, ein leises Schaben, unsere Schlafzimmertür öffnete sich, dann krabbelte Jeremias in unser Bett und legte sich in die Mitte. Ich deckte ihn zu, strich ihm über den Kopf, er seufzte einmal tief, dann schlief er wieder ein.

Am nächsten Morgen fuhren Birte und ich nach Harburg zur Anwaltskanzlei Schaffarzik & Partner, Fachanwälte für Baurecht. Bisher hatte sich Herr Schaffarzik für den Schaden an unserem Haus in etwa so interessiert wie ein Immobilienfonds für eine Doppelhaushälfte. Wir hatten nicht den Eindruck, dass ihn wirklich beschäftigte, was wir durchmachten, und saßen jedes Mal wieder vor ihm mit dem dumpfen Gefühl, lästig zu sein. Und doch klebten wir jedes Mal wieder an seinen Lippen, um seine kryptischen Kommentare richtig auszulegen. Aber jetzt die Kanzlei zu wechseln und einem neuen Anwalt alles noch mal von vorn zu erklären würde unnötig

Nerven und Geld kosten. Herr Schaffarzik bat uns in seinen Besprechungsraum an einen Eichentisch. Der Boden war mit Teppich ausgelegt, sodass umgehend eine gedämpfte Atmosphäre und ein Gefühl von Vertraulichkeit entstanden – ein Gefühl, das er sich mit gut dreihundert Euro pro Stunde honorieren ließ. Wir zeigten ihm das Schreiben der Firma Stauff, die das erste, für sie negative Gutachten anzweifelte und ein Beweissicherungsverfahren vor Gericht beantragte. Schaffarzik blätterte in dem mehrseitigen Schreiben, als rupfe er ein Huhn, es raschelte, und er sagte mehrmals »Mmh« und »Ah ja«. Birte und ich saßen an der anderen Seite des Tisches, die feuchten Hände im Schoß, als würde gleich ein Urteil über uns ergehen.

Dann setzte er an: »Die Lage ist so: Das erste Gutachten zeigt eindeutig, dass der Putz nicht für diese Art von Steinen ausgelegt war. Stauff behauptet nun, es seien die falschen Steine für diese Art von Putz verwendet worden, man hätte diese Art des Wandaufbaus so nie planen dürfen.«

»Aber das Gutachten ist doch eindeutig.«

»Ein Gutachter beantwortet nur die Fragen, die ihm gestellt werden. Stellt man andere Fragen oder die Fragen anders, kann es sein, dass er zu einem anderen Ergebnis kommt.«

»Ich bin ein wenig verwirrt«, sagte ich, »ich dachte, bei einer solch physikalischen Angelegenheit wie dem Verhalten von Putz unter Einfluss von Feuchtigkeit gehe es objektiv zu.«

»Objektiv ist gar nichts.«

»Aber uns kann es doch egal sein, wer den Fehler gemacht hat«, sagte Birte, »Hauptsache, der Schaden wird behoben.«

»Ja, das stimmt. Doch irgendein Interesse scheint die Firma Stauff zu haben, diesen Fall nicht einfach ad acta zu legen. Ich habe das Gefühl, dass man hier einen Präzedenzfall schaffen will. Das Haus neu zu verputzen wäre für Stauff eine Kleinigkeit, die machen sechs Milliarden Umsatz, warum hängen die sich hier so rein? Das wundert mich.«

»Und was machen wir jetzt?«, fragte Birte.

»Wir kriegen das durch, da bin ich sicher. Das Problem ist nur, dass Sie einen langen Atem brauchen. So ein Prozess kann sich über Jahre ziehen. Auf ein Gutachten folgt ein Gegengutachten, das wieder angezweifelt wird, und so weiter. Und solche Gutachten mit Probeentnahmen sind teuer, wir reden hier von zehn- bis fünfzehntausend pro Gutachten. Das heißt, Sie leben jahrelang mit dieser Belastung, der Unsicherheit, den steigenden Kosten. Und dann könnte es passieren, dass Sie zunächst in Vorleistung gehen müssen.«

»Sie meinen die Gerichts- und Anwaltskosten?«, fragte ich.

»Die auch. Aber ich meine auch die der Sanierung.«

»Nicht wirklich, oder?«

»Ich fürchte doch.«

»Wie kann das denn sein?«

»In dem Moment, in dem eine Gefahr von Ihrem Haus ausgeht, sind Sie verpflichtet, es zu sichern oder den Schaden zu beheben. Dann müssen Sie in Vorleistung gehen und können sich anschließend, falls wir den Prozess gewinnen, das Geld von Stauff zurückholen.«

»Das heißt, wir müssten auf eigenes Risiko die Finanzierung stemmen?«

Mir wurde ganz anders, als ich daran dachte, wieder zur Bank gehen zu müssen, mich wieder nackt zu machen, dieses Gefühl einer umfassenden, existenziellen Prüfung, zumal die Nachfinanzierung für den zweiten Bauabschnitt noch nicht mal durch war. Das alles noch einmal von vorn? Birte kochte innerlich, das sah ich ihr an.

»Aber das kann doch nicht sein. Das ist so ... ungerecht«, brach es aus ihr heraus. »Irgendwer hat hier eine Riesensauerei gemacht, und das wird jetzt auf unserem Rücken ausgetragen? Das Haus ist unser Lebensprojekt. Irgendwer *muss* doch dafür haften.«

Schaffarzik räusperte sich. »Ja, das wird auch jemand, aber die Mühlen der Justiz mahlen langsam. Wir brauchen Geduld, und es scheint, als wollen die anderen beiden den langen Weg gehen und mal schauen, ob Sie mitgehen.«

»Und was sollen wir jetzt tun?«

»Wir gehen in das Beweissicherungsverfahren und legen noch einmal unsere Position und die Dringlichkeit dar. Mehr können wir im Moment nicht machen.«

»Und wenn wir die Risse einfach wieder zuschmieren?«, schlug ich vor.

»Davon würde ich dringend abraten, das könnte dazu führen, dass die anderen beiden aus der Haftung sind und alles, was danach passiert, Ihnen in die Schuhe schieben. Das würde alles nur noch komplizierter machen.«

»Aber unser Haus geht den Bach runter. Jetzt kommt der Winter, die Feuchtigkeit dringt hinter den Putz, in die Dämmung. Das gammelt alles weg.« Der Anwalt zuckte mit den Schultern. »Wir können im Prozess versuchen zu emotionalisieren, die Dringlichkeit darzustellen, aber da ist immer auch der Faktor Richter. Wenn Sie einen Richter haben, der selbst vor Kurzem Pfusch am Bau erlebt hat, kann alles ganz schnell gehen. Wenn Sie einen Richter haben, der wirtschaftsliberal ist und der alles ganz genau wissen will, könnte es schwieriger werden. Meistens läuft so was auf einen Vergleich hinaus, wobei ich die Chancen bei Ihnen als sehr gut erachte. Sagen wir achtzig Prozent, dass Sie auf ganzer Linie recht bekommen.«

»Das Recht ist also eine Frage von Wahrscheinlichkeiten?«, fragte Birte.

»Das war es schon immer, tut mir leid.«

7

Eine Frau in Turnschuhen und mit enger Karottenjeans führte mich in ein lichtes Besprechungszimmer im dritten Stock, das beherrscht wurde von einem ovalen Tisch aus dunklem Holz, an dem gut ein Dutzend Freischwinger standen. Der Raum strahlte die Gediegenheit einer alten Bibliothek aus. Eine Fensterfront und ein dreiseitiger Erker öffneten den Blick auf die verklinkerten Kontorhäuser auf der anderen Straßenseite. Die Bücher standen nicht etwa in einfachen Regalen, sondern in Schränken mit Glastüren, zum Teil frontal, wie die Auslagen bei einem Juwelier. Es befanden sich antiquarische Bände darunter, abgegriffene Lederbände mit goldgeprägten, erhabenen Rücken, Bildbände und Hamburger Regionalia. Ich setzte mich an den Tisch, strich über seine glatte Oberfläche und fragte mich, ob es sich um Furnier- oder Echtholz handelte, dann holte ich meine ausgedruckte Präsentation und meinen Businessplan heraus und schenkte mir ein Glas Wasser ein, das sauber in einem Kristallglas perlte. Ich nahm einen Schluck und schaute in den Raum. Mein Warten war genauso aufgeräumt wie alles hier. Ich nahm noch einen Schluck, nicht mehr, denn sonst würde ich gleich die ganze Zeit aufstoßen müssen. Niemand kam. Ich erhob mich wieder und spazierte ein wenig im Raum herum, nahm einen Bildband in die Hand,

Hamburg, wie es früher war, blätterte durch und betrachtete eine historische Aufnahme vom Hafen, im Vordergrund eine dickbauchige Hafenfähre unter Dampf, schwere Dreimaster und Schoner im Hintergrund, vertäut an drei zusammengebundenen Eichenstämmen, Hafenarbeiter mit Schiebermütze und Zigarette im Mundwinkel, eine Dame mit Sommerhut und weißem Kleid. Ich legte den Band wieder zurück und griff nach einem Magazin. *MOMENT. Philosophische Fragen zur Gegenwart. Herausgeber Friedrich J. Rathgen* stand in feiner Serifenschrift auf dem Titelblatt. Ich war überrascht. Rathgen schien ein Feingeist zu sein, vielleicht eine Art Mäzen. Ich strich über den Umschlag, steckte meine Nase zwischen zwei Seiten, roch den frischen Klebstoff, die Druckerschwärze. Als sich die Tür öffnete, schrak ich zusammen und legte das Buch sofort zurück, als hätte ich etwas Unerlaubtes getan. Rathgen lachte. »Schauen Sie ruhig«, sagte er, »kam gestern aus der Druckerei. Gefällt es Ihnen?«

Ich nickte.

»Nehmen Sie sich ruhig eins mit.«

Jetzt betrat ein weiterer Mann den Raum, schlank, dunkler Scheitel, mit einem feinen Gesicht und einer schmalen randlosen Brille, die ihm das Aussehen eines Oberprimaners gab. Er begrüßte mich und nickte mir aufmunternd zu. Mit einer Handbewegung forderte Rathgen uns auf, Platz zu nehmen.

»Das ist Herr Mitry, von unserem Family Office. Kaffee?«

»Gern«, sagte ich, und er schenkte mir aus einer Edelstahlkanne eine Tasse Kaffee ein. Herr Mitry hatte mir mittlerweile seine Visitenkarte über den Tisch geschoben. Ich nahm einen Schluck von dem Kaffee, starrte einen Moment auf die goldgeprägte Schrift mit seinem Namen und dem Schriftzug »Family Office. Vermögen über Generationen bewahren«

und überlegte, wie groß ein Vermögen sein musste, damit es sich lohnte, zwei oder drei Mitrys zu je mindestens hundertzwanzigtausend im Jahr zu beschäftigen. Ich konnte es auf die Schnelle nicht ausrechnen.

»Okay«, begann Rathgen, »stellen Sie Herrn Mitry doch noch mal kurz sich und Ihr Unternehmen vor.«

Ich reichte ihm die farbig kopierten Folien meines Vortrags von vergangener Woche, fasste noch einmal unsere Vision, unser Geschäftsmodell und die bisherige Entwicklung zusammen und ergänzte den Vortrag um aktualisierte Zahlen. Mitry nickte, zum Glück schaute er mehr auf die Folien als auf mich, er stellte hier und da erstaunlich fachkundige Fragen zu Mitbewerbern, zu den Möglichkeiten der Internationalisierung und zur Technik, die im Hintergrund arbeitete.

»Vielen Dank.« Rathgen schien zufrieden. »Wir haben einige Beteiligungen an anderen Medien-Start-ups und hier ein Cluster, das wir ausbauen wollen. Insofern ergäben sich für Joinvision Synergien. Natürlich würden Sie von unserem gesamten Backoffice profitieren, also der strategischen und operativen Beratung durch unser Team. Okay, machen wir es kurz. Wir hätten durchaus Interesse, in Ihr Unternehmen zu investieren. Die Idee ist gut, die Technik ist gut, Sie gefallen mir. Das Geschäftsmodell ist ausbaufähig, aber im Verbund mit unseren anderen Beteiligungen können wir hier die Reichweite steigern. Ob Ihr Unternehmen dann wirklich ein Business-Case ist, wird sich herausstellen.«

Er sprach mit derselben klaren, schneidenden Stimme, die ich schon bei der Tagung an ihm wahrgenommen hatte und die mir auf eine seltsame Art Angst machte. Ich wusste nicht, warum, aber ich hatte zu Mitry, den ich kaum zehn Minuten kannte, mehr Vertrauen als zu Rathgen. Trotzdem jubilierte ich innerlich. Das war der Weg, egal, wie es ausgehen würde, hier ging es erst mal weiter. Es gab einige Lebensmaximen, auf die ich in zweifelhaften Situationen immer zurückgriff. Eine von ihnen war der ethische Imperativ von Foerster: Handle stets so, dass jede deiner Handlungen ein Maximum an weiteren Handlungsmöglichkeiten nach sich zieht. Wenn das hier klappen würde, wäre das definitiv der Fall.

»Was wir von Ihnen erwarten, ist voller Einsatz.«

»Das ist selbstverständlich«, sagte ich.

Dann zögerte er einen winzigen Moment, und ich spürte zum ersten Mal einen Hauch Unsicherheit in seiner Stimme.

»Sie glauben doch an Ihr Geschäft, oder?«

Ich nickte.

»Würden Sie selbst in Ihre eigene Idee investieren?«

Ich schwieg. Das war eine heikle Frage. Wenn ich Nein sagte, bedeutete das, dass ich nicht ausreichend an mein Unternehmen glaubte, wenn ich Ja sagte ... Ich sagte Ja.

»Wenn ich in Ihr Unternehmen investiere, und wir reden hier von einer Summe von drei- bis fünfhunderttausend, möchte ich, dass Sie sich selbst finanziell beteiligen. Keine große Summe, aber ein substanzieller Beitrag. Sagen wir zehn Prozent der Summe, die ich investiere. Sie haben bislang kein Risiko gehabt, sondern andere sind immer für Sie ins Risiko gegangen. Wir haben in gut zwanzig Firmen investiert, und es ist ein Erfahrungswert, dass jene Unternehmer engagierter sind, die selbst ins finanzielle Risiko gehen.«

»Okay«, sagte ich gedehnt und zögerte ein wenig mit der Antwort. »Wir haben gerade ein Haus gebaut und uns dementsprechend verschuldet. Ich müsste das mit meiner Frau besprechen.«

»Tun Sie das. Wissen Sie, im Gegensatz zu anderen Private-

Equity-Firmen verwalte ich das private Vermögen meiner Familie. Meine Aufgabe ist es, dieses Vermögen zu erhalten, ich hafte also für jede unserer Beteiligungen persönlich und bin meiner Familie Rechenschaft schuldig. Und dieses private Engagement erwarte ich von jedem unserer Unternehmer.«

Hatte ich denn eine Wahl? Er schien zu wissen, dass ich keine anderen Angebote hatte, auf die ich zurückgreifen konnte. Vielleicht könnte ich mir zumindest etwas Aufschub verschaffen.

»Also dreißig- bis fünfzigtausend?«

Er nickte.

»Jeder von uns oder zusammen?«

»Sagen wir zusammen. Also jeder von Ihnen fünf Prozent der Summe, die ich investiere, und ich denke, wir brauchen hier eher fünfhunderttausend, oder?« Er schaute zu Herrn Mitry, der Rathgens Aussage bestätigte.

»Sie wissen ja: Es passiert einem nichts ohne Risiko, aber ohne Risiko passiert auch nichts.« Er stand auf, das Gespräch schien beendet zu sein. Ich bedankte mich bei beiden, sagte, dass ich das mit Toni besprechen und darüber nachdenken müsse.

»Denken Sie drüber nach, aber nicht zu lange. Wir entscheiden schnell.« Er schaute auf die Uhr und nickte Mitry zu.

Draußen erwartete mich ein mittagsruhiges Hamburg. Beim Chinesen gegenüber herrschte Betrieb. Angestellte, die ihr Sakko abgelegt hatten, beugten sich vorsichtig über ihre Schüssel, hoben mit den Stäbchen die Nudeln in ihren Mund und hielten mit der anderen Hand ihre Krawatten fest. Ich ging ein paar Schritte in Richtung Hafencity, stützte mich auf ein Geländer und schaute auf den schmutzigen Kanal hinunter. Dann rief ich Toni an.

»Gute Nachrichten«, sagte ich.

»Oha!«

»Rathgen will mit fünfhunderttausend einsteigen.«

Ich hörte ein leises Pfeifen am anderen Ende der Leitung.

»Für wie viel Prozent?«

»Wahrscheinlich ein Drittel.«

»Na, das hört sich doch nach was an. Gut gemacht.«

»Es gibt nur einen kleinen Haken an der Sache.«

»Und zwar?«

»Wir müssen mit zehn Prozent dieser Summe mitziehen. Also jeder fünfundzwanzigtausend.«

Toni überlegte kurz am anderen Ende. »Okay, aber die Firma ist dann auch mehr wert. Also ich bin dabei.«

»Das Problem ist: Ich hab das Geld gerade nicht. Wir stecken immer noch mitten im Bau, wir haben diese Scheiße mit dem falschen Putz am Hals, also … ich hab es einfach nicht.«

»Das ist schlecht.«

»Du könntest mir das Geld nicht leihen, oder?«

Toni überlegte. Es war ein paar Sekunden still am anderen Ende der Leitung. »Ich melde mich gleich noch mal.«

Kurze Zeit später rief er zurück und sagte: »Leihen kann ich dir das Geld nicht. Aber was hältst du davon, wenn ich dir dreieinhalb Prozent deiner Anteile für fünfundzwanzigtausend abkaufe?«

Ich schwieg. War das sein Ernst? Was das der Versuch, mich aus meiner eigenen Firm zu drängen? Außerdem wären bei der jetzigen Bewertung dreieinhalb Prozent mindestens das Doppelte wert.

»Lieber nicht … ich werde das Geld schon auftreiben.«

»Alles klar. Gib Bescheid.«

8

Am Nachmittag machte ich im Büro früher Schluss und setzte mich ins Auto Richtung Bad Bevensen. Birte schrieb ich eine SMS, dass ich wieder mal nach meinem Vater schauen wolle und am frühen Abend zu Hause sei. Auf den Landstraßen waren kaum Autos unterwegs, die Wolkendecke riss hin und wieder auf und gab den Blick auf ein herbstlich-tiefes Blau frei. Ich ließ das Fenster herunter, der Wind flatterte mir um die Ohren, und ich drehte das Radio lauter. Sanft führte ich den Wagen in die Kurven, hinein in Wäldchen, in denen es kurzzeitig dunkler und feuchter wurde, dann wieder hinaus ins Licht, sodass ich die Augen zusammenkneifen musste und die Sonnenblende herunterklappte. Links lagen die Felder, auf denen zum Teil noch vertrockneter Mais stand. Manche Felder waren schon abgeerntet, und die braunen Stoppeln standen schräg vom Feld ab wie Borsten auf einem geschorenen Schädel.

Hinter Lüneburg ging die Landschaft schon ins Wendländische über, vereinzelte Höfe mit roten Ziegelmauern, liebevoll gestaltete Gärten mit blauen Keramikkugeln auf verrosteten Stäben und bepflanzten Zinkwannen, Dörfer, die aus nur drei Häusern bestanden und an deren Ortseingängen die gelben Anti-AKW-Kreuze prangten. Würde ich weiterfahren, ginge es hinein in die Altmark, wo sich die ländliche Struktur schlagartig veränderte, die Häuser grau verputzt waren, dazwischen vereinzelt in einem grellen Gelb oder Pink gestrichene Fassaden, die leuchteten wie ein Edding-Marker, als müssten einige wenige Häuser die Farblosigkeit der anderen überkompensieren.

Nach gut einer halben Stunde rollte ich durch Bruchtorf, Medingen, hinein nach Bad Bevensen, fuhr durch das Örtchen hindurch und bog am anderen Ende in eine ruhige Seitenstraße ein. Mein Vater war hier nach der Scheidung von meiner Mutter hängen geblieben, aus Bequemlichkeit oder mangels Alternativen, da er hier seinem letzten Aushilfsjob in einem Baustoffcenter nachgegangen war. Er wohnte in einem zweigeschossigen Klinkerbau mit drei Aufgängen, gleich daneben, im Haupthaus, lebte die Eigentümerin, eine neunzigjährige Dame, die eine Scheune ihres Hofes zu Mietwohnungen umgebaut hatte und damit ihren Lebensabend finanzierte. Als ich aus dem Passat ausstieg, zweifelte ich einen Moment. Ich war mir nicht sicher, ob das, was ich vorhatte, richtig war. Hinten kläffte ein Hund. Der alte, schwarze Labrador kam angehinkt, ein schwaches Bellen in meine Richtung, ein letzter Instinkt, den Hof zu verteidigen, dann humpelte er zurück in den Schuppen.

»Zu wem wollen Sie denn?« Die Vermieterin hing über der Fensterbank, ich hatte sie gar nicht gesehen.

»Zu meinem Vater, Wienert.«

»Ach so, Sie sind's. Ich glaub, er ist da.«

Ich stieg den beige gefliesten Treppenaufgang hinauf, in Nischen standen alte oder auf alt gemachte Schränke, Gelsenkirchener Barock. Der Flur endete ziemlich trostlos an einer weißen, glatten Tür, ich klingelte.

Es dauerte eine gute Minute, bis mein Vater an der Tür erschien.

»Na, mein Großer«, sagte er und klopfte mir auf die Schulter. Er sagte oft »mein Großer« zu mir, was mir immer noch so schmeichelte, als wäre ich sieben oder acht Jahre alt. Auch wenn das Wort »groß« ursprünglich nur dazu diente, mich von zu meinem »kleinen« Bruder abzuheben, schwang darin etwas von Größe im übertragenen Sinn mit, was mich stolz machte; es war die einzige Form der Anerkennung, die ich von ihm bekommen habe. »Was führt dich zu mir?«

»Ich wollte mal wieder nach dir schauen.«

»Aha.« Er hatte eine bestimmte Art, »Aha« zu sagen, als wolle ihm jemand gegen seinen Willen einen Staubsauger verkaufen. Mit leicht zusammengekniffenen Augen blickte er unter der Deckung seiner Augenbrauen hervor, als führte ich etwas im Schilde. Er ging grundsätzlich davon aus, dass man nicht einfach so kam, sondern etwas von ihm wollte – womit er ja auch nicht ganz unrecht hatte.

Wir gingen durch den Flur in die Küche. Die Glasvitrine mit ein paar Biergläsern darin hatte ihm meine Mutter überlassen. In der Küche stand eine alte Waschmaschine, die runde Tür offen, in den Ritzen der Gummidichtung sammelten sich Schmutz und Flusen. Darin sah ich ein paar seiner Unterhosen, Socken, eine Trainingshose. Der alte Boiler sprang an, als er sich die Hände wusch, über der Spüle hing ein Bild von Sophie, das sie mit drei oder vier gemalt haben musste. Es wellte sich und war schon vergilbt, es zeigte einen Vogel auf einem Baum, bunt, mit einem viel zu großen Schnabel. Oben rechts stand in der Ecke ihr Name. Von Sophie. Für Opa. Weil Opa die Vögel so gernhat, hatte Sophie gesagt. Mein Vater und seine Liebe zu den Vögeln. Die einzige Geschichte, die ich von den Erzählungen aus seiner Kindheit wirklich in Erinnerung behalten hatte, war die, wie er allein durch die Wälder gestreift ist und Vogelnester ausgenommen hat, um die Eier auszublasen und zu sammeln. Wie paradox das war, fiel mir erst jetzt auf: Das, was er liebte, tötete er.

»Na komm, setz dich.« Wir setzten uns auf die schmale, gepolsterte Eckbank an einen einfachen Küchentisch, hier saßen wir immer, wenn ich ihn besuchte. Ich schaute in sein Gesicht. Seine Haare waren dünn geworden, einige wenige lagen quer über der blanken Kopfhaut wie weißes Garn. Seine Nase war größer geworden, ein von roten und blauen Äderchen durchzogener Knubbel, unter seinen glasigen Augen hatten sich zwei graue Falter eingenistet, deren Flügel bis über die Wangen reichten, seine Ohren waren größer geworden, die Ohrläppchen länger, und die Augenbrauen rankten in den Raum hinein, als suchten sie an etwas Halt. Er war alt geworden, mein Vater.

»Ich wollte dich einladen, zu Jeremias' Geburtstag.«

»Und dafür kommst du extra her?«

Auf dem Tisch lag die *Uelzener AZ*, oben der Sportteil mit einem grätschenden Arjen Robben in Großaufnahme. »Haben schon wieder gewonnen, was?«

Er sah meinen Blick. Schlug die Zeitung auf mit einem Klatschen, wie früher. »Die Bayern, die Ochsen. Denen müsste man mal zeigen, wo der Hammer hängt.«

»Fast hätte es Hertha noch geschafft.«

»Das war schwach, ganz schwach. Den hätte ich mit der Mütze gemacht.«

»Kann ich mal?«

Er schob mir die Zeitung rüber. Wir saßen ein paar Minuten da, und nur das Rascheln des Papiers war zu hören. Irgendwann stand mein Vater auf und bückte sich in eine Ecke neben dem Kühlschrank. Dort stand gut ein Dutzend brauner Flaschen Wolters Pilsener. Diese braunen Flaschen begleiteten mich seit meiner Kindheit, sie standen immer dort, neben dem Kühlschrank, meist versteckt in einem Leinenbeutel.

»Willst du auch eins?«

Ich schaute auf die Uhr, es war kurz vor drei. »Nein danke, ich muss noch fahren.«

Er warf den Beutel wieder zu, als solle man die Bierflaschen darin nicht sehen, als würde meine Mutter noch immer am Herd stehen und mit strengem Blick und einem Schnaufen seinen Gang in die Ecke kommentieren. »Ach, was soll's«, rief ich, »bring mir auch eins mit.«

Wir stießen an, ich ließ das warme Bier meine Kehle hinunterrinnen. Es schmeckte widerlich.

»Lauwarm. Ist besser für den Magen«, sagte er. Ich hätte es wissen müssen und überlegte, wie ich das Bier wieder loswerden könnte.

Früher, ich muss sieben oder acht gewesen sein, hatte er mich mit einem Beutel und fünf Mark losgeschickt, um nebenan im Kiosk Bier zu holen. Meine Mutter hatte geschimpft: »Hol dir dein Bier doch selbst«, oder »Schick nicht immer den Jungen«, aber ich nahm den Beutel und das Geld und zog los, dankbar, am Abend noch einmal rauszukommen, und wenn es nur der enge, verrauchte Kiosk war, in dem immer zwei, drei Männer an einem weißen Stehtisch standen und sich gegenseitig die Welt erklärten. Die Enge dieses Kiosks war nichts gegen die Enge zu Hause. Noch mal rauskommen. Eigentlich, dachte ich, hatte sich seitdem nicht viel geändert. Rauskommen. Das war immer noch etwas, das heute mein Leben bestimmte.

»Und, hast du mal was von deiner Mutter gehört?«, fragte er.

»Wir haben neulich mal telefoniert. Alles normal.«

»Und was heißt das?«

»Keine Ahnung, sie geht zum Sport, zum Chor. So was halt.« Ich nahm einen Schluck aus der Flasche. »Hast du schon gehört, die *Faser- und Spanplatte* wird abgerissen.« Meine Mutter hatte mir das bei unserem letzten Telefonat erzählt.

»Kein Wunder, die Treuhand hat ja alles kaputt gemacht.« Er trank die halbe Flasche in einem Zug aus. »Schweinerei ist das. Ehrlich. Einsperren müsste man die.«

Mein Vater war bis 1990 Ingenieur für Holzverarbeitung gewesen, dann hatte die Treuhand die Firma übernommen und sie für eine symbolische D-Mark an die HolzInvest GmbH aus Dithmarschen verkauft, unter Zusicherung, den Betrieb mindestens ein Jahr lang weiterzuführen und die Arbeitsplätze zu erhalten. Das tat die HolzInvest dann auch, ein Jahr lang führte sie den Betrieb weiter, aber keinen Tag länger. Sie kassierte dafür gut eine Million an Subventionen. Danach wurde die Faserplatte dichtgemacht, die Maschinen wurden nach Polen verkauft, und die HolzInvest hatte sich einen Konkurrenten vom Hals geschafft. Sie hatte gleich dreifach gewonnen.

Mein Vater versuchte danach jahrelang, wieder Fuß zu fassen. Er blieb arbeitslos, trank noch mehr als sonst, hangelte sich von Job zu Job und ging schließlich irgendwann als Verkäufer in einen Baumarkt nach Bad Bevensen. Kurze Zeit später trennte sich meine Mutter von ihm. Sie rief mich eines Tages an und sagte: »Es geht nicht mehr. Das macht keinen Sinn mehr. Du kriegst das ja alles nicht mit, du bist ja weg. Aber ich hab das hier jeden Tag.« Obwohl das die Phase war, in der ich allerhöchstens einmal im Jahr an Weihnachten nach Hause gefahren war, schmerzte es. Die Familie zerbricht, und egal in welchem Alter, es bleibt das Scheitern eines irgendwann einmal hoffnungsvoll begonnenen, gemeinsamen Vorhabens.

»Ich wollte dich um einen Gefallen bitten.«

»Ach, deswegen biste hier.« Die Enttäuschung in seiner Stimme nahm mir ein wenig den Wind aus den Segeln.

»Nicht nur, aber auch.«

»Schieß los.«

»Du weißt ja, dass ich eine Firma habe.«

»Wie heißt die noch mal?«

»Joinvision.«

»Aha«, sagte er. »Kann ich mir nischt drunter vorstellen.«

»Äh, es klingt schlimmer, als es ist, es ist nur eine Unterschrift, äh, für eine Bürgschaft.«

»Wovon denn? Ich hab doch nischt.«

»Eben. Das ist ja der Trick. Wo nichts ist, ist auch nichts zu holen.«

»Ich weiß nicht.«

Ich erklärte ihm die Situation, in der ich mich befand, dass ich die fünfundzwanzigtausend unbedingt als Hebel brauchte, um an die fünfhunderttausend zu kommen. Dass ich sie sowieso bekommen würde, da wir ja das Haus als Sicherheit hatten, dass aber eine Sicherheit mehr nicht schaden könne und ich eigentlich Birte nicht einweihen wollte, weil sie gerade genug andere Sorgen hatte und das unter Umständen nicht gut fände. Aber ich sei mir vollkommen sicher, dass das der richtige Weg sei, der Weg, um aus allem rauszukommen, endlich denen da oben mal ein Schnippchen zu schlagen.

»Aha, verstehe.« Er schaute mich weniger streng an als vorher, das schien ihm einzuleuchten. »Warum fragst du nicht deine Mutter? Die hat doch immer alles für euch getan.«

»Eben deswegen«, sagte ich, »vielleicht frage ich sie auch noch. Aber ich wollte zuerst dich fragen.« Was ich nicht sagte, war, dass meine Mutter vor Kurzem einen gewissen Wolfgang kennengelernt und vermutlich gerade anderes im Kopf hatte. Ich kannte Wolfgang nicht und war mir nicht sicher, wie er auf mein Ansinnen reagieren würde.

»Ich hätte dich damals bei Meyer unterbringen können, weißt du noch, der Vater von Kristin. Das wäre eine sichere Sache gewesen.«

Er nahm einen großen Schluck aus der Flasche, trank sie leer, stand auf, stellte sie zu den anderen leeren Flaschen, klappte den Leinenbeutel auf und zog eine neue heraus. Als er sich bückte, hob sich an den Knöcheln die Jogginghose, und ich sah seine weißen, dünnen Beine. Ich sah seine Beine, und plötzlich fiel mir alles wieder ein. Mein Vater mit seiner ganzen Geschichte, alle Geschichten von ihm und über ihn, seine lederne Haut, seine Habichtsaugen, sein Alkoholatem morgens um vier, sein alter Kassettenrekorder mit der improvisierten Antenne in der Garage, endlose Familiengeburtstage mit Bohnenkaffee und Kuchen und Schnaps und Politik, Telefonate, in denen wir immer dieselben Sätze wechselten und er mich bald weiterreichte an meine Mutter, Anrufe nachts um drei in meiner WG, betrunken, als die Liebe aus ihm herausbrach und er sich weinend für alles entschuldigte, aber am nächsten Tag nichts mehr davon wusste, das Kreischen des Schlagbohrers, wenn wir ein Regal anbringen sollten und ich den Staubsauger halten musste, sein zufriedenes Gesicht, wenn der Dübel genau passte und das Regal fest an der Wand hing und er sagte, da könne man einen Elefanten dranhängen, rohes Hackfleisch mit Zwiebeln, fingerdick auf dem Brot, die Lokalzeitung und der Sport, er, in einem alten Wohnzimmersessel, das Bier neben sich auf dem Boden, auf die Lottozahlen wartend, wenn wir angeln waren, die Pose mit der roten Spitze auf dem dunklen See trieb und wir auf das Wasser starrten, das große Unbewusste, und ich mir vorstellte, was dort unten jetzt alles vor sich ging, in dieser anderen, stillen Welt, die genauso schweigsam war wie wir, seine drei Hemden und zwei Krawatten, die er nie trug, sein altes Messer, das er schliff und schliff, bis es fast weggeschliffen war, und dessen wackeligen Griff er mit Tesa-Krepp umwickelt hatte, weil er nur mit diesem Messer die Weihnachtsente oder die Salami – Schlackwurst, wie er immer sagte – schneiden konnte.

»Auch noch eins?«

Ich schaute auf meine Flasche, die noch mehr als halb voll war. »Für mich nicht mehr, danke. Ich muss auch gleich los, die Kinder warten.«

»Dann eben nicht.« Er stellte es wieder zurück, kam kurz zu mir rüber und wuschelte mir über den Kopf, wie früher, als wäre ich noch sein Junge. »Mein Sohnemann. Wenn ich dir helfen kann, helfe ich dir. Du wirst schon wissen, was du machst.« Er setzte sich wieder auf den Stuhl mir gegenüber. »Wie geht's Birte und den Kindern?«

»Gut, sehr gut. Sophie kommt bald in die Schule. Jeremias ist in der Trotzphase. Anstrengend.« Ich stand auf. »Ich muss. Sehen wir uns nächste Woche?«

»Warum?«

»Zu Jeremias' Geburtstag.«

»Ach so, stimmt. Kommt Gaby auch?«

»Ich glaube nicht, sie war ja erst zu Sophies Geburtstag da.«

»Na dann.«

Ich schaute ihm noch einmal ins Gesicht, über den Augenbrauen liefen zwei Furchen zusammen, die früher einmal

Zornesfurchen gewesen waren, jetzt aber an Schärfe und Tiefe verloren hatten, entgratet durch die Jahre. Der Blick des Habichts war wässrig geworden. Ich umarmte ihn noch einmal, meinen Vater, spürte durch sein Shirt hindurch seinen immer noch sehnigen Rücken, kräftig von jahrelangem Training auf dem Fußballplatz, BSG Motor Rathenow, Bezirksliga, später dann Trainer der Kindermannschaft, jeden Sonntagvormittag.

»Mein Großer«, sagte er, »wenn ich dich nicht hätte.«

»Mach's gut, Papa.«

Ich setzte mich in meinen Passat und war erleichtert, das Gespräch hinter mich gebracht zu haben. Ich stand an einer entscheidenden Schwelle meines Lebens, das spürte ich. Hier stand mehr auf dem Spiel als das bloße Geld, hier ging es um etwas Grundsätzliches, um die Frage, ob mein Leben gelänge oder nicht. Wenn ich das hinkriegen würde, hätte ich es geschafft. Dann wäre ich durch. Endgültig rausgekommen aus all dem. Ich ließ den Motor an, setzte den Blinker und fuhr vom Hof.

9

Mama, ich will Apfelsaft.«

»Haben wir leider nicht, mein Schatz.«

»Will ich aber!«

»Wir haben aber keinen Apfelsaft dabei.«

»Trotzdem.«

»Wir haaaben keinen.«

»Will ich a-ha-ber!« Die letzten beiden Silben schossen mit Nachdruck aus Jeremias' Mund, ein energischer Ton, nach hinten ansteigend, keinen Widerspruch duldend, wobei er sich nach vorn in seinen Gurt warf, als wolle er aus dem Kindersitz ausbrechen. Ich saß am Steuer und versuchte, mich zurückzuhalten. Birte und ich schauten uns an und wussten, dass die Situation kurz vor dem Eskalieren war. Wann gab man nach? Wann hielt man stand? War das noch Teil der Trotzphase, die wir weitestgehend tolerierten, weil wir wussten, dass die Wut nicht uns galt, sondern als sich neu formende Emotion unkontrolliert aus ihm herausbrach? War das noch Trotzphase oder schon Charakter, erste Anflüge von Egozentrik, denen man Grenzen setzen, die man in sozialverträgliche Bahnen lenken musste, um dem Kind zu zeigen, dass es Teil einer Gemeinschaft ist, die nur dann funktioniert, wenn alle sich etwas zurücknehmen. War es überhaupt sinnvoll, ihm das abzugewöhnen, nur damit er später wieder lernen musste, sich durchzusetzen?

Jeremias schaute verzweifelt, Birte sagte energisch »Nein«, daraufhin begann er zu brüllen. Birte drehte sich resigniert wieder nach vorn und starrte durch die Windschutzscheibe. Sophie schaute sich in aller Ruhe ein Pixibuch an. »Ich hab übrigens meinen Vater für Samstag eingeladen.«

»Zum Kindergeburtstag?«

»Ja, er wirkte so einsam.«

Jeremias hatte Sophie das Buch aus der Hand gerissen, und nun stritten sie sich, denn Sophie versuchte, sich das Buch zurückzuholen. Birte nahm Jeremias das Buch weg und gab es Sophie zurück, woraufhin das Geschrei wieder von vorn losging.

»Du weißt ja, wie ich dazu stehe.«

»Ich kann meinen Vater nicht von allen Familienfeiern ausschließen.«

»Bei deinem Vierzigsten hat er Malte als Scheiß-Wessi beschimpft. Er war besoffen und aggressiv.«

»Das war abends«, sagte ich. »Und Malte hat ihn auch provoziert mit seiner Wer-arbeitet-bringt-es-auch-zu-was-Rede. Diesmal ist es nachmittags, es gibt nur Kaffee, ich werde vorher kein Bier kaufen, okay? Ich will meinen Kindern nicht ihren Großvater vorenthalten.«

Es war ein Mittwoch und Jeremias' dritter Geburtstag. Aufgedreht war er schon um halb sechs zunächst zu uns ins Schlafzimmer und anschließend ins Wohnzimmer gestürmt und hatte seine Geschenke gesucht. Benommen war ich hinterhergetaumelt. Zum Glück hatten wir den Geburtstagstisch noch am Abend zuvor vorbereitet. Als ich ankam, hatte er schon zwei der Geschenke aufgerissen und das Papier auf den Boden fallen lassen.

»Papa, guck mal, ich hab ein Puzzle bekommen.« Sagte es, legte es beiseite und riss das nächste Geschenk auf.

»Papa, ein Buch!«

Dann kam Sophie ins Wohnzimmer und rieb sich die Augen, Birte folgte, noch im Nachthemd, und zog sich ihren Morgenmantel über.

»Alles Gute zum Geburtstag, mein Schatz.« Sie beugte sich zu ihm hinunter und nahm ihn in den Arm, wofür er aber gar keine Zeit hatte. Er befreite sich aus ihren Armen und widmete sich weiter seinen Geschenken. Birte zündete drei Kerzen an, draußen war es noch dunkel, der Qualm des Streichholzes verfing sich im Schirm der Hängelampe und waberte im Lichtkegel, es roch nach Ruß und Winter, und wir sangen alle zusammen *Wie schön, dass du geboren bist*. Jeremias freute sich, pustete alle Kerzen aus und fragte dann, ob es noch mehr Geschenke gebe. Birte und ich schauten uns an, lachten und versprachen ihm, dass es heute Nachmittag bei Oma und Opa sicher noch mehr Geschenke geben würde. Ich machte ihm ein Marmeladentoast mit Erdbeermarmelade ohne Stückchen, wie er es mochte, und er war aufgeregt und freute sich, dass er heute in der Kita während des Morgenkreises die Krone tragen und eine Kerze anzünden durfte.

»Jetzt bin ich nicht mehr zwei.« Er sprach das aus wie *suai*. »Sondern drei.«

»Dann benimm dich auch so!«, rief Birte nach hinten. Aber natürlich war Jeremias nicht für Argumente zugänglich, in seinem übermüdeten und aufgekratzten Zustand schon gar nicht. Ich bog von der B 3 ab und fuhr auf die Trelder Dorfstraße, vorbei an der Feuerwehr und am Schützenverein, und wenige Minuten später parkten wir vor dem Amselweg 5. Renate und Peter wohnten in einer Doppelhaushälfte mit einem kleinen, zugewachsenen Garten hinter dem Haus. Das Haus war in den Siebzigern erbaut, hatte geriffelte, gebrannte Klinker und graue Betonpfannen. Ringsherum dominierten weiße Klinker, violettfarbene, engobierte Dachpfannen, Gärten mit Rhododendren- und Kirschlorbeerhecken, deren Blätter glänzten wie frisch gewachst. Genauso gut hätte man auch Pflanzen aus Plastik aufstellen können. Es waren tote Gärten mit toten Blüten, die nur aus zwei Gründen angelegt worden waren: Sie waren blickdicht, und sie waren pflegeleicht. Vielen war aber auch das noch zu viel Organisches. Sie hatten um ihre Grundstücke herum Sichtschutzwände aus Plastik gezogen oder Palisadenzäune, mit Steinen aufgefüllte Gitter, die einen burgähnlichen Charakter erzeugten, sie hatten großzügig um das Haus herumgepflastert, und samstags standen sie dann, Baumarkthelden mit durchgedrücktem Kreuz, mit dem Gasbrenner oder der Essigflasche auf der nackten Fläche und arbeiteten sich Zentimeter um Zentimeter vor, um noch dem letzten Grashalm den Garaus zu machen. Nichts war hier schlimmer als Unordnung, und Natur war unordentlich.

Jeremias und Sophie rannten zur Tür. »Wer zuerst da ist, darf klingeln«, rief Sophie, was Jeremias wieder zum Weinen brachte, denn mit seinen kurzen Beinen kam er nicht hinterher, und Sophie rannte ihm davon. Peter und Renate begrüßten uns an der Tür, sie knieten sich zu Jeremias hinunter und empfingen das Geburtstagskind mit offenen Armen. Beide hatten ihr Leben lang als Lehrer gearbeitet, Renate für Kunst und Englisch und Peter für Deutsch und Geschichte, und waren seit Kurzem pensioniert. Peter war ein ruhiger Altachtundsechziger mit einer Goldrandbrille aus dünnem Draht, der, wenn er mal in Plauderlaune war, von den Sechzigern in

Westberlin erzählte, von der kleinen Wohnung im Hinterhaus. Dann Umzug nach Niedersachsen, raus aus der Enklave, denn Niedersachsen hat gut bezahlt und alle Lehrer verbeamtet. Haus gebaut, zwei Kinder bekommen und gut vierzig Jahre durchgearbeitet. Kann es das sein?, fragte ich mich jedes Mal, wenn ich durch diese Tür trat. Andererseits fühlte es sich immer, wenn ich hierherkam, an wie ein Hort der Glückseligkeit. Als hätte man eine unsichtbare Mauer durchschritten und ließe alle Unbill der Welt hinter sich. Hier herrschte der ewig gleiche Geruch, eine Mischung aus schwarzem Tee, trockenen Büchern, Papier und der Käseauswahl aus dem Vorratsraum. Es gab keinen Fernseher, das Telefon hatte noch eine Schnur, und jede Stunde gongten leise drei über das ganze Haus verteilte Pendeluhren mit einem mehr oder weniger tiefen und beruhigenden *dong*. Sie achteten auf die Umwelt, unternahmen nie Flugreisen, kauften ausschließlich im Bioladen und lasen die ZEIT und die *taz*. Abends setzte man sich zusammen und redete, eine Gesprächskultur, die mir vorher fremd gewesen war. Das ganze Haus war voller Bücher, die in hellen, von einem Möbelschreiner angefertigten Regalen standen, das Wohnzimmer war liebevoll mit Kerzen und Mobiles geschmückt, und schaute man aus dem Fenster, blickte man in einen verwachsenen Naturgarten, mit Steinmauer und einer Terrasse aus alten Sandsteinen. Von den Ästen hingen Manufactum-Vogelhäuschen und Trinkschalen, die sie sich seit Jahrzehnten gegenseitig zu Geburtstagen oder zu Weihnachten schenkten. Ich erinnerte mich noch genau an das erste Mal, als ich das Haus betreten hatte. Sonst nur das Wrack meiner eigenen Familie gewohnt, kam es mir vor, als sei ich im Zentrum des erfüllten Lebens angekommen, am Ziel dessen, was die meisten Menschen auf der Welt anstrebten: einen Raum der

Ruhe und Lebenssicherheit. Auf der antiken Chaiselongue konnte ich stundenlang liegen und lesen und hin und wieder den Blick aus den bodentiefen Fenstern zum Garten hinausschweifen lassen. Ich fühlte mich hier aufgehoben und geborgen, ich fühlte mich zum ersten Mal in meinem Leben bürgerlich.

Peter umarmte seine Tochter lange und herzlich, sagte »Hallo, meine Liebe«, mir klopfte er auf die Schulter. Manchmal schaute er mich immer noch so an, als wäre ich eine vorübergehende Erscheinung im Leben seiner Tochter. Er hatte mir irgendwann einmal die Geschichte von einem Kollegen erzählt, der stark in der Friedensbewegung engagiert gewesen war und dessen einziger Sohn die ganze Kindheit lang nichts anderes wollte, als mit Panzern und Waffen zu spielen. Jeder Vater hat wohl einen wunden Punkt, an dem er mit dem Gegenteil all seiner Überzeugungen in Form eines Schwiegersohns konfrontiert wird.

Mittlerweile verstand ich diese Geschichte als Allegorie auf mich selbst. Ausgerechnet seine Tochter hatte sich für einen Selbstständigen entschieden, einen Agenten der Digitalisierung obendrein, das erzeugte tief in ihm ein Misstrauen und eine Unsicherheit mir gegenüber, die sich nie ganz ausräumen ließen.

Im Wohnzimmer war ein kleiner Geschenketisch angerichtet, auf den Jeremias natürlich sofort zustürmte. Aber Peter rief ihn zurück. »Erst machen wir mal Teepause.« Sie hatten so einen Fimmel in der Familie, ich nannte das für mich immer die »Lust am Triebaufschub«. Man ergötzte sich daran, so lange wie möglich vor einem fertigen Essen zu sitzen, so lange, bis alle, wirklich alle am Platz waren und alles angerichtet war. Aber meistens fehlte doch noch etwas, eine Gabel, ein Messer, und wieder stand jemand auf und musste noch mal in die Küche, und die Kinder saßen vor dem kalt werdenden Essen und quengelten. Die Geschenke müsste sich Jeremias erst mal eine Stunde vom Kaffeetisch aus anschauen, bevor er sie sorgfältig eines nach dem anderen aufmachen durfte, während Renate ihm das Papier sofort aus der Hand nehmen und säuberlich zusammenfalten würde. Mir war klar, dass das Ärger geben würde, dass sich Jeremias mit seinem Trotzkopf nicht darauf einlassen würde, und natürlich begann er zu schreien, denn er wollte die Geschenke sofort aufmachen. Ich hielt mich aus dem Streit heraus, sollte Birte das mit ihren Eltern klären, und zog mich zurück auf die Gästetoilette. Gelegentlich saß ich hier länger als nötig oder obwohl ich gar nicht musste, holte mein Handy aus der Tasche, surfte ein wenig auf *Spiegel online* oder checkte Mails. Das Problem war, dass der Empfang in diesem Gästeklo schlecht war und ich, während ich auf der Toilette saß, den Arm nach oben strecken musste, um nicht offline zu sein. Nach zehn Minuten, bevor meine Abwesenheit allzu auffällig wurde, kehrte ich zurück ins Wohnzimmer, wo ich einen aufgeregten Jeremias das Papier von den Geschenken reißen sah, während Renate gar nicht damit hinterherkam, das Geschenkpapier zu retten. Ich glaube, sie war gerade dabei, es aufzugeben.

Ich setzte mich schon an den Kaffeetisch, nahm mir ein Stück Kuchen und versuchte, es möglichst schnell und krümelfrei aufzuessen. Leider erwischte mich Birte dabei und sagte laut: »Jonas kann es mal wieder nicht abwarten«, woraufhin mich alle anschauten. Ich lächelte schief und fragte Jeremias, was er denn alles bekommen habe.

Nachdem alle Geschenke aufgerissen waren, setzten wir uns an den Tisch. Es gab Kirsch-Streuselkuchen, von Peter selbst gebacken, mit Vollkornmehl, jedes Stück so schwer wie ein halbes Roggenbrot, und je länger man kaute, umso größer wurde der Klumpen im Mund. Er schmeckte wirklich sehr trocken, und ich bereute jetzt, dass ich aus Hunger bereits ein Stück hinuntergeschlungen hatte, denn Peter reichte mir ein weiteres Stück auf den Teller. Jeremias wollte nun endlich seinen Apfelsaft, Renate schenkte ihm ein, aber als er ihn probierte, stieß er den Becher von sich, denn Renate hatte ihn mit Wasser verdünnt. Jeremias wollte puren Apfelsaft.

»Nein, Jeremias, das ist nicht gut, das geht nicht.«

»Trotzphase«, sagte ich schulterzuckend. »Könnte ich vielleicht einen Kaffee haben?«

»Natürlich«, sagte Peter, »ich mach dir einen.«

»Warte, ich helfe dir«, sagte ich.

Wir gingen hinüber in die braun geflieste Küche, die noch aus den Achtzigern stammte. Er hantierte an den Schränken herum, holte einen Melitta-Porzellanfilter heraus, schaltete den Wasserkocher an und schaufelte zwei Maßlöffel in den Filter.

»Du, Peter, ich wollte mal was mit dir besprechen. Es ist so – aber Birte weiß noch nichts davon –, ich hab dir doch neulich von der Tagung erzählt und von meinem Vortrag.«

»Ja, genau. Birte hatte mir am Telefon davon erzählt.«

»Wir haben einen Investor gefunden, der fünfhunderttausend in unsere Firma investieren würde.«

»Oh, das ist aber super. Das freut mich für euch.« Wenn Peter so etwas sagte, wirkte es ehrlich, und er meinte es auch so.

»Es gibt an der Sache nur einen kleinen Haken. Ich muss selbst fünf Prozent der Summe beisteuern. Äh, es ist mir fast ein wenig unangenehm, aber ihr könntet mir nicht zufällig ein wenig Geld leihen? Es ist nur für wenige Wochen, sobald der Investor drin ist, kann ich es euch zurückzahlen.«

Er schaute mich etwas verdattert und überrascht an. »Das müsste ich erst mal mit Renate besprechen, aber ich glaube nicht, dass das geht.«

»Ich würde auch nicht fragen, wenn ich nicht genau wüsste, was ich tue. Kann ich dich bitten, Birte davon nichts zu sagen? Es wird sich in Kürze alles klären, und dann haben wir einen Riesenschritt gemacht.« Mir fiel jetzt erst auf, dass diese Formulierung den Eindruck erzeugen könnte, wir steckten aktuell in Schwierigkeiten, was bei Peter und erst recht bei Renate sofort die Alarmglocken schrillen lassen würde. Renate hatte mich, kurz nachdem ich Joinvision gegründet hatte, gefragt, wie lange ich denn »das mit der Selbstständigkeit« noch machen wolle. Als sei das nur eine Notlösung, etwas, das man vorübergehend macht, bis man endlich etwas *Richtiges* gefunden hat. Wir schauten dem Kaffee dabei zu, wie er durch den Filter sickerte. Das feuchte Kaffeepulver setzte sich am Rande ab, und kleine Blasen platzten auf dem schwarzen Krater.

»Wir unterstützen euch wirklich gern und wo es geht. Wir haben euch das Grundstück geschenkt, wir haben euch zehntausend Euro für den neuen Wagen geliehen, ich denke nicht, dass wir das jetzt noch machen können. So viel haben wir auch nicht.«

Ich stand gegen die Arbeitsplatte gelehnt, schaute auf das zerkratzte, alte Spülbecken und fühlte mich mies. Ich hätte die Zeit am liebsten fünf Minuten zurückgedreht, hätte mit Peter über den Garten geplaudert, eine Anekdote von den Kindern erzählt, seinen Kuchen gelobt. Alles wäre besser gewesen, als das unangenehme Gefühl eines zurückgewiesenen Bittstellers.

»Ich weiß. Wir sind euch wirklich dankbar. Ich habe noch einige andere Möglichkeiten, aber ich wollte zuerst euch fragen. Aber erzähl Birte nichts davon, okay? Ich krieg das schon hin.«

Peter nahm den Filter von der Tasse und stellte ihn in die Spüle, ich goss Milch in den Kaffee. Aus dem Wohnzimmer hörte ich die gepresste Stimme Birtes. »Selbst wenn ich es mache, dann ganz bestimmt nicht wegen dir.« Der heiße Kaffee tat gut. Ich nahm noch einen Schluck und ging mit der Tasse zurück zu den anderen. Die Kinder spielten unter dem Tisch Verstecken und vertauschten die Schuhe aller Erwachsenen. Renate hatte rote Wangen. Birte auch. Das hatte sie immer, wenn sie sich aufregte, knallrote Flecken auf den Wangenknochen und feuchte Augen.

Renate wandte sich mir zu. »Und, was macht euer Garten?«

»Bislang noch gar nichts. Erst kommt das Obergeschoss, dann der Carport. Nächstes Jahr vielleicht. Und dann haben wir ja noch die Sache mit dem Putz am Hals.«

Birte erzählte von unserem Termin mit dem Anwalt, den Unwägbarkeiten, der Frage, ob wir gegen eine Firma wie Stauff ankämen und uns einen langen Prozess leisten könnten. Ihre Eltern hörten aufmerksam zu. Peter schaute mich gelegentlich aus den Augenwinkeln an, Renate war sichtlich mitgenommen und machte sich Sorgen, und ich ärgerte mich umso mehr, dass ich Peter um das Geld gebeten hatte. Das Alles würde sich jetzt zu dem Eindruck verdichten, dass wir wirklich in Not waren, ja vielleicht sogar den Verdacht erwecken, dass ich das Geld gar nicht für die Firma, sondern für die Familie brauchte. Ich strich mit der Hand über den Stoff der Couch, der sich rau anfühlte, und hatte einen Anfall von Fernweh, Fernweh, und das war fast schlimmer, das sich anfühlte wie Heimweh, nach Frieda, nach Berlin, nach ihrer Wohnung in der Gleimstraße, nach einem Tag mit ihr in Museen, in Bars, im Kino, im Bett. Ich stand auf und schaute aus dem Fenster in den Garten. Eine Meise pickte etwas von den Ästen eines Apfelbaumes, flatterte weg. Die Astern blühten rostrot, auf dem ungemähten Rasen lagen die Blätter einer Birke wie gelbe Barken in einem grünen Meer. War ich nicht längst unterwegs in ein solches Leben? War nicht genau dies hier das Ziel, auf das ich hinarbeitete? Ein Leben wie in einer Nährlösung? Kein Hunger mehr, auf nichts. Dann doch lieber wie mein Vater? Immer hungrig? Ich schickte Frieda eine SMS, fragte, wie es ihr gehe, und schrieb, dass ich sie vermisse. »Jonas, willst du noch Tee?«, rief Renate mir zu.

»Nein danke.«

Zum Abendessen blieben wir nicht mehr. Jeremias war völlig hinüber von diesem Tag. Er legte seinen Kopf auf das Sofa und schlief fast ein.

Ich setzte mich zu ihm, strich ihm über die Haare und die verschwitzte Stirn, nahm seine kleine Hand in meine Hand und küsste sie. Er drehte sich zu mir um und sagte: »Papa, müde.«

»Geburtstag ist anstrengend, oder?«

Er nickte. Ich machte Birte ein Zeichen, dass wir aufbrechen sollten. Wir packten die Geschenke zusammen, Peter und Renate brachten uns noch zum Auto, und wir winkten alle aus dem Fenster, als wir mit dem vollgepackten Wagen losfuhren. Im Auto schlief Jeremias sofort ein. Ich hatte die vage Hoffnung, dass er direkt bis morgen früh durchschlafen würde, aber wahrscheinlicher war es, dass er, kaum wären wir zu Hause angekommen, aufwachen und uns bis spät in den Abend hinein auf Trab halten würde. Ich sah mein Handy auf der Ablage des Beifahrersitzes liegen, griff noch rasch über Birtes Schoß hinweg danach und steckte es in meine Hosentasche.

10

Bevor ich am nächsten Morgen nach Hamburg ins Büro fuhr, machte ich Halt bei der Buchholzer Sparkasse. Die Filiale befand sich in einem gesichtslosen Eckgebäude aus zu großen Klinkern, die aussahen wie aus der Form geratene Legosteine. Ich fragte mich jedes Mal, wenn ich solche Gebäude sah, ob sich Bauherr und Architekt irgendetwas dabei gedacht oder einfach nur einen schlechten Tag erwischt hatten. Ich musste an die Gleimstraße in Berlin denken, an die Gründerzeitbauten, an die Verzierungen der Fassaden, an die hohen Räume, an die knarrenden Holzböden, an den geradezu verschwenderischen Umgang mit Raum und Material, in dem, so schien es mir heute, das Leben eigentlich erst seinen wahren Platz fand.

Die Glastür öffnete sich automatisch. Eine Frau stand hinter dem Schalter wie die Verkäuferin einer Boutique, die den ganzen Tag auf Kunden wartet und sich nicht sicher ist, ob sie sich freuen oder doch eher in ihrer Ruhe gestört fühlen soll, wenn jemand eintritt. Ich fragte, ob es möglich sei, kurzfristig den Filialleiter zu sprechen, es gehe um einen Kredit. Sie verschwand im Hinterzimmer. Über dem Schalter prangte das runde Auge einer Kamera, ich schaute direkt hinein, überlegte, was jetzt gerade mit meinem Gesicht passierte, ob es gescannt, verarbeitet, registriert oder abgeglichen wurde, ob die beiden sich mein Gesicht gerade auf dem Monitor anschauten und sich überlegten, ob ich vertrauenswürdig sei, da öffnete sich die Tür wieder, und sie bat mich hinein. Der Raum war einfach möbliert. Weiße Strukturtapete, ein Eckschreibtisch, ein blauer Armlehnstuhl, ein Kopierer, ein billiger Kunstdruck an der Wand. Direkt vor dem Fenster fuhren die Autos vorbei, und da die Straße nass war, klang es, als würde man alle paar Sekunden einen Klettverschluss aufreißen. Der Filialleiter hatte ein vom Misstrauen zerknautschtes Gesicht, darüber einen kurzen, grauen Scheitel und darunter eine rosafarbene Krawatte. Er erhob sich kurz, reichte mir die Hand und wies auf den Stuhl ihm gegenüber. Auf dem Tisch lag eine Broschüre mit der Überschrift »Unser Team freut sich auf Sie«. Darunter ein Foto, das fünf Personen zeigte: vier stewardessgleiche Frauen und in der Mitte der Filialleiter. Alle streckten lachend die Hand Richtung Betrachter aus, mit einem leichten Knicks, als würden sie zum Ballett laden. Gute alte Welt. Aber ich saß jetzt hier und brauchte Geld. Wie ich es hasste. Freundlich erklärte ich ihm, dass ich kurzfristig fünfundzwanzigtausend Euro bräuchte.

»Was machen Sie beruflich?«

»Ich bin Geschäftsführer.«

»Angestellt?«

»Ja.«

»In welcher Firma?«

»In meiner eigenen.«

Er verzog sein Gesicht, als hätte er auf eine Zitronenscheibe gebissen.

»Als Selbstständiger wird es schwierig.«

»Wir haben ein Haus.«

»Wie lange wohnen Sie jetzt schon in dem Haus?«

»Ein knappes Jahr.«

»Und haben dementsprechend auch ein Jahr lang abbezahlt?«

»Genau.«

»Das wird noch nicht als Sicherheit reichen.«

»Ich hätte eine Bürgschaft von meinem Vater.«

»Hat er Eigentum?«

»Nein, aber eine Rente.«

»Das müsste man überprüfen.«

Da fiel mir etwas ein. »Aber das Grundstück des Hauses gehört uns. Die Schwiegereltern haben es uns geschenkt.«

Sein Gesicht hellte sich auf, er entspannte sich und lehnte sich in seinem Stuhl zurück. Ich fühlte mich wieder wie ein vollwertiger Mensch. »Können Sie dann nicht gleich zu den Schwiegereltern gehen?«

Ich wiegte den Kopf hin und her. »Das wollte ich eigentlich vermeiden.«

»Verstehe. Was ist das Grundstück etwa wert?«

»Gut achtzigtausend.«

»Okay.« Er beugte sich wieder über den Schreibtisch und nahm einen Stift in die Hand, den er zwischen den Fingern rollte. »Dann sieht das natürlich anders aus. Das Haus gehört Ihnen und Ihrer Frau gemeinsam, nehme ich an?«

»Ja.«

»Dann brauche ich die Einverständniserklärung Ihrer Frau, dann dürfte das kein Problem ein.«

»In Ordnung, ich kümmere mich darum.«

»Und natürlich die üblichen Papiere, Einkommen, Kaufvertrag des Hauses, Schenkungsurkunde und so weiter.«

»Natürlich, kein Problem.«

Ich stand auf und reichte ihm die Hand, lächelte, denn jetzt gab es eine Option. Es war nicht die beste Option, aber es gab einen Weg. Das war meine Aufgabe, Wege zu finden. Und das Einzige, was man an Schulen noch unterrichten sollte: dass es immer einen Weg gab, dass man ihn nur finden musste. Ich schritt durch die Glastür, vorbei an einem ratternden Kontoauszugsdrucker. Ich hatte jetzt zwei Möglichkeiten. Die erste wäre, Birte doch noch einzuweihen. Aber das wollte ich vermeiden. Wie ich sie einschätzte, wäre sie eher gegen die Sache mit Rathgen als für einen neuen Kredit. Sie würde sagen, dass es glatte Erpressung sei, was Rathgen da mache, und damit hätte sie nicht unrecht. Vielleicht deswegen, weil ich Angst vor ihren Argumenten hatte, versperrte ich mich einer Diskussion mit ihr. Ich wollte nicht diskutieren, ich wollte das jetzt durchziehen. Nein, ich würde ihr erst von der ganzen Geschichte erzählen, wenn der Vertrag unter Dach und Fach und die fünfhunderttausend auf unserem Geschäftskonto eingegangen wären. Die zweite Möglichkeit war, einen anderen Weg zu suchen. Ich stieg ins Auto und schnallte mich an. Zum Glück gab es nicht nur die alte, sondern auch die neue Welt.

Im Büro zog ich mich gleich zurück und recherchierte im Internet. Schnell stieß ich auf die Seite Auxmoney. Im Untertitel hieß es: »So leiht man Geld heute«. Auxmoney war eine von vielen Plattformen, die auf der einen Seite Geld bei risikobereiten Anlegern einsammelten, es auf der anderen Seite an Leute wie mich verliehen und sich dazwischen ein paar Prozente abzwackten. Die Homepage war unterlegt mit emotional aufgeladenen Fotos. »Einer braucht Geld ...« stand über einem Foto eines in der Abendsonne lachenden, jungen Mannes vor einem zu einem Kaffeewagen umgebauten Kleinbus »... und viele geben es«. Fast war ich ein bisschen gerührt. »Hier investieren Menschen, die an Sie glauben – statt anonyme Kreditinstitute.« Ich wollte daran glauben, dass jemand an mich glaubt, vor allem aber brauchte ich das Geld, also klickte ich mich weiter auf die Eingabemaske. »Ihr Wunschkredit?«, »Geschäftlich oder privat?«, »Monatliche Rate?« Es war tatsächlich so einfach, wie es aussah. Das Unangenehme war, dass ich, bevor ich überhaupt auf irgendeine Seite mit Informationen kam, meine kompletten Daten angeben musste. Einkommen, Wohnort, Eigentumsverhältnisse, Kinder.

Und endlich kam ich auf eine Seite, auf der mir gratuliert wurde: »Herzlichen Glückwunsch! Unsere Anleger unterstützen Sie mit einem Kredit.« Ich wurde, jetzt erst, darauf hingewiesen, dass der Kredit einen effektiven Jahreszins von 13,95 Prozent beinhaltete. Ich musste kurz schlucken. »Für den Kreditvertrag benötigen wir noch Ihre Bankverbindung.« Sollte es so einfach sein? Zum Glück hatte ich noch mein altes Studentenkonto, das ich aus Faulheit nie gekündigt hatte und das ich höchstens noch benutzte, um ein Geburtstagsgeschenk für Birte zu bezahlen. 24 Raten à 1381 Euro. Das war mehr als ein Drittel meines Einkommens. Etwa die gleiche Summe ging für die Tilgung des Hauskredits drauf. Mir wurde es ein wenig eng im Hals, als auf der letzten Seite der »Senden«-Button auftauchte. Falls irgendetwas schiefgehen sollte, würden das verdammt harte 24 Monate werden. Von Birtes Reaktion ganz zu schweigen. Wenn ich diesen Kredit aufnahm, musste ich bei Rathgen und Toni eine Gehaltserhöhung durchkriegen. Oder darauf drängen, uns einen kleinen Bonus auszuzahlen, als Anreiz und Belohnung – das war bei solchen Beteiligungen durchaus üblich. Vielleicht könnte ich dann den Kredit direkt zurückzahlen.

Ich suchte alle Unterlagen zusammen, die ich glücklicherweise von der Hausfinanzierung noch parat hatte, packte alles in eine Zipdatei und schickte es ab. In das Feld für weitere Anmerkungen schrieb ich, dass ich zusätzlich eine Bürgschaft hätte, die ich in Kürze nachreichen würde. Es hieß, dass mir, eine entsprechend positive Bewertung meiner Unterlagen vorausgesetzt, spätestens in vierzehn Tagen das Geld überwiesen werden würde. Ich schrieb Rathgen eine Mail, dass Toni und ich nun alles besprochen hätten, wir sein Angebot gern annehmen würden, und schlug einen Termin in vierzehn Tagen vor.

11

Es war Samstagvormittag gegen elf, Birte lief aufgeregt zwischen Küche und Esstisch hin und her, denn um Punkt zwölf würden fünf Kinder, die Jeremias zu seinem Geburtstag eingeladen hatte, mit ihren Eltern vor der Haustür stehen, sie würden die Hände ihrer Mutter oder ihres Vaters kneten, sie würden sich nur mit sanftem Druck in den Windfang hineinschieben lassen, um sich kurze Zeit später in eine Horde unzähmbarer kleiner Monster zu verwandeln, die durch unser Haus tobten.

Seit Wochen zählte Jeremias die Namen der Kinder auf, die er einladen wollte, wobei sich sowohl die Reihenfolge als auch die Zusammensetzung der Namen ständig änderten. Wir hatten Einladungskarten mit schwarzen Piratenklappen und einer Schatztruhe vorn drauf gebastelt und sie in der Kita verteilt.

Birte drapierte auf den Tellern selbst gebackene Kekse und ein paar Gummibärchen, sie probierte herum, kniff die Augen zusammen, dann legte sie auf jeden Teller ein Gesicht, mit zwei Keksen als Augen und den Gummibärchen als Mund. In die Mitte des Tisches stellte sie den Geburtstagszug mit drei Waggons, den ich gestern Abend aus dem Keller geholt hatte, und steckte drei schmale Kerzen hinein, während ich die Schatzsuche vorbereitete. Ich schaute aus dem Fenster, ob das Wetter halten würde, denn schlimmer als ein Kindergeburtstag war nur ein Kindergeburtstag bei Regen. Noch war es trocken. Ich hatte einen alten Schuhkarton in rotes Krepppapier eingeschlagen, einen Piratenkopf daraufgemalt und das Ganze mehrfach mit Schnüren umwickelt. In die Kiste hatte ich zuvor für jedes Kind eine kleine Tüte mit Süßigkeiten, einem Stift und einem Luftballon gepackt, und nun musste ich im Garten ein Versteck suchen, das raffiniert genug war, um die Älteren nicht zu unterfordern, und leicht genug, um auch den Jüngsten ein wenig Spaß an der Sache zu ermöglichen.

Ich klemmte mir den Karton unter den Arm und ging hinaus, der Wind fuhr mir unter den Pullover, ich ließ meinen Blick durch den Garten schweifen, der aber nur eine einzige verkrautete Baustelle war. Beim Blick auf das, was einmal unser Garten werden sollte, überkam mich eine unbändige Lust, hier endlich Ordnung zu schaffen. Die ständige Konfrontation mit dem, was noch zu erledigen war, gab mir seit Jahren das Gefühl einer provisorischen Existenz. Ich lebte permanent im Zustand des Unfertigen, ich schleppte einen riesigen Rucksack aus unerledigten Aufgaben mit mir herum, der mich zunehmend niederdrückte. Nichts und niemandem wurde man wirklich gerecht, irgendetwas kam immer zu kurz: die Firma, das Haus, die Kinder, die Frau, die Freunde. Manchmal hatte ich das Gefühl, die Arbeit am Haus sei zum Selbstzweck verkommen. Endlich fertig sein. An manchen Tagen wünschte ich mir nichts sehnlicher.

Ich stakste hinüber zu den Europaletten, die gegen die Hauswand lehnten, und steckte die Kiste dahinter. Zu leicht. Ich nahm sie wieder an mich. Hinten, am Ende des Grundstücks, wurde das Gelände leicht abschüssig und fiel zu einem Graben hin ab, aus dem heraus mächtige Eichen und ein paar schlanke Birken wuchsen. Ich musste aufpassen, dass ich das Päckchen nicht zu dicht am Rand des Grabens versteckte, nicht, dass am Ende eines der Kinder hinunterstürzte und sich verletzte. Ich sackte in eine Schicht Laub und trockenes Geäst ein und schaute hinunter. Es war nicht zu erkennen, ob der überwucherte Graben unten Wasser führte oder nicht. Dort unten, unter strähnigem Gras und Brennnesseln, lag etwas, das aussah wie ein verblichener Ball oder ein Kopf. Im Dämmerlicht des Unterholzes konnte ich es nicht erkennen. Ich legte die Schachtel hinter den Stamm einer Eiche, stapelte einige Äste darüber, streute ein wenig Laub darauf und trat zurück. Das rote Papier blitzte hindurch. Ich legte noch ein paar Zweige mit trockenen Blättern darüber, bis nichts mehr zu sehen war. Nun musste ich im Garten noch die Hinweise verstecken, um eine kleine Rallye zu inszenieren, ein Pfeil aus Zweigen auf dem Boden, eine rote Schnur an einem Ast, ein geheimes Papier in einer Astgabel. Fast machte es mir Spaß, die Schatzsuche vorzubereiten, es erinnerte mich daran, wie real solche Geheimnisse in meiner Kindheit gewesen waren, als ich glaubte, die Piraten gäbe es wirklich, man brauche nur ein wenig hinaus aufs Meer zu fahren, als ich glaubte, die Indianer ritten tatsächlich nebenan über die Prärie und Ritter wohnten noch in Burgen, als die Welt noch ein magischer Ort war, mit geheimen Ecken und Pfaden, von denen eine mysteriöse Anziehung ausging, voller Ängste, Träume und Geschichten. Mir gefiel die Vorstellung, Sophie und Jeremias etwas von dieser Magie weiterzugeben. Diese Vorstellung tröstete mich immerhin über den Widerwillen hinweg, meinen Nachmittag mit sechs aufgedrehten Kindern zu verbringen. Ein paar Tropfen fielen mir kalt in den Nacken, ich duckte mich, schaute nach oben. Es wird doch nicht … Nein, es kam nur von den Blättern der Bäume über mir. Das Laub gab nach, ich sank tief ein, Äste knackten, ich band eine rote Schleife an den Ast einer Birke, wobei ich versuchte, mich auf die Höhe von Kinderaugen zu begeben, die Welt aus ihren Augen zu sehen. Ich versteckte die restlichen Schnüre und Hinweise und ging zurück ins Haus. Es war Viertel vor zwölf. Im Wohnzimmer sah ich Birte auf einem Stuhl am Tisch sitzen, sie hatte einen der Teller beiseitegeschoben und den Kopf auf die Hände gestützt.

»Was ist denn los?«

»Mir ist nicht gut.«

»Das ist die Aufregung.«

Sie atmete flach. Jeremias sprang im Wohnzimmer herum, er trug ein Unterhemd und eine Unterhose, deren Bund er sehr weit nach oben über seinen Bauch gezogen hatte, sodass er aussah wie ein Bademeister aus den 1920er-Jahren.

»Jeremias, zieh dir bitte was an, gleich kommen deine Gäste«, sagte Birte matt.

Aber er hüpfte einfach weiter, ohne auf sie zu hören.

»Jeremias!«, sagte ich mit mehr Schärfe in der Stimme, »zieh dir jetzt bitte was an«, und bat Sophie, mit ihm zusammen in sein Zimmer zu gehen und etwas zum Anziehen herauszusuchen. Birte schleppte sich ins Bad. Ich machte mich darauf gefasst, den ganzen Nachmittag allein bestreiten und mich parallel um meine kranke Frau kümmern zu müssen.

Auf dem Küchentresen standen Gläser voller Gurken- und Möhrensticks, die ich hinüber auf den Esstisch trug, neben der Spüle lag eine aufgerissene Packung tiefgefrorener Pommes, ich schüttete sie auf ein Backblech, kleine gelbe Pfähle mit einer Haut aus Kristallen, und schob sie in den Ofen. Ich holte aus dem Vorratsschrank drei Gläser Wiener Würstchen, legte sie in einen Topf mit Wasser und überlegte, ob ich sie jetzt schon erhitzen sollte, in der Hoffnung, die Situation mit dem Essen gleich am Anfang besser unter Kontrolle zu haben.

Birte kam aus dem Bad zurück und hielt etwas in der Hand, das wie eine weiße Zahnbürste aussah. Das irritierte mich, denn wir hatten gar keine weißen Zahnbürsten, dann kam sie auf mich zu, und ich sah in der Mitte ein kleines Feld, das mich an irgendetwas erinnerte, ich wusste nur nicht, an was. Wenn sie mir noch ein paar Sekunden geben könnte, würde ich drauf kommen, ganz sicher, es lag mir auf der Zunge.

»Ich glaub, ich bin schwanger.«

Jeremias kam hereingestürmt, nun trug er zwar ein T-Shirt, aber falsch herum, und seine Beine waren immer noch nackt. »So, Mama?«

Ich dachte nur: Eigentlich müsste ich Jeremias richtig anziehen, ihm eine Hose und Socken holen, eigentlich müsste ich nach den Pommes schauen und den Ketchup auf den Tisch stellen, eigentlich müsste ich gerade unzählige Sachen gleichzeitig erledigen. Was hatte sie gerade gesagt?

»Schwanger?«

»Ja.«

»Im Ernst?«

»Es sieht so aus.«

»Du nimmst doch die Pille.«

»Ja. Natürlich. Vielleicht habe ich sie in der Hektik mal vergessen.«

»Vergessen?«

»Ja, mein Gott. Manchmal passiert das halt. Normalerweise hat das keine Auswirkungen.«

»Normalerweise ...«

»Jetzt mach mich nicht auch noch dafür verantwortlich.«

»Mach ich doch gar nicht.«

»Doch.«

»Das kommt gerade nur etwas ... unpassend, oder?«, rutschte es mir heraus, und ich wusste nicht, ob sich das auf diesen Moment oder unser Leben bezog.

»Unpassend ...?« Birtes Stimme brach in der Mitte des Wortes. Ihre Wangen wurden rot, sie kämpfte mit den Tränen, aber sie verlor den Kampf, denn ich sah, wie ihr eine Träne über die Wange rollte. Dann drehte sie sich um und verschwand im Bad.

Es klingelte. Jeremias saß auf dem Boden, winkelte ein Bein an und versuchte, es durch das Hosenbein zu stecken. Mir schossen tausend Gedanken gleichzeitig durch den Kopf. Was hieß das nun alles? Was hätte das für Konsequenzen? Für die Familie, für das Unternehmen? Hatte ich Birte mit meiner zögerlichen Haltung verletzt? Hatte ich kein Recht auf Zweifel? War ich ungerecht? Wollte ich dieses Kind? Ich fühlte mich wie gelähmt, weil etwas für mich entschieden worden war, über das ich noch nicht mal begonnen hatte nachzudenken.

Es klingelte noch einmal. Jeremias stürmte mit offener Hose zur Tür, ich folgte ihm. Draußen stand Mats mit seiner Mutter, eine rundliche Frau mit rotblondem Pagenschnitt. Sie arbeitete in einem Maklerbüro, ich hatte sie in Buchholz einmal durchs Schaufenster gesehen, und sie hatte mir zugewunken. Sie war nett, eher unscheinbar gekleidet, als wolle sie nicht auffallen.

»Puh«, sagte sie, »sind wir noch rechtzeitig?« Sie schob Mats hinein, der sich etwas zierte.

»Ihr seid die Ersten.«

»Ach so, na dann ...« Sie lachte. »Nun gib mal dein Geschenk.« Sie zog Mats die Jacke aus, der noch immer so wirkte, als wäre er auf einem anderen Stern gelandet, kniete sich nieder, nahm ihm das Geschenk ab, legte es auf den Boden und strich ihm mit der ganzen Hand über das Haar. »Er ist immer ein bisschen langsam.

« Schon häufig hatte ich festgestellt, dass es zwei Kategorien von Eltern gab: die einen entschuldigten sich ständig für Ihre Kinder, sodass man sich in ihrer Gegenwart erhöht fühlte und sich gezwungen sah, sich selbst auch zu entschuldigen, die anderen hingegen strahlten aufgrund nicht erkennbarer Umstände eine Arroganz aus, in deren Gegenwart man sich immer auf eine unangenehme Weise unzureichend fühlte. Erstaunlicherweise überwog die erste Kategorie deutlich. Es schien die erfolgreichere soziale Strategie zu sein.

Ich setzte ein Lächeln auf und sagte, dass gerade alles etwas stressig sei, sie winkte ab und sagte »Na klar, kein Wunder«. Auf ihrer Oberlippe glänzten winzige Schweißperlen, sie öffnete ihre Jacke.

»Also, dann so gegen vier, ja?« Ich nickte und schloss die Tür hinter ihr, und dann kamen im Minutentakt die anderen Freunde, Jonne, Henri, Matti und Charlotte, die meisten waren schon etwas älter, da Jeremias nach den Sommerferien in die nächsthöhere Gruppe gekommen war. Manche Eltern blieben noch eine Viertelstunde, bis sich ihr Kind eingelebt hatte, andere drehten schnell wieder ab, denn sie hatten etwas zu erledigen, oder jemand wartete im Auto. Ich hätte gern mit ihnen getauscht, wäre gern in Ruhe einkaufen gefahren, könnte am Steuer sitzen und während der Fahrt Musik hören und vor mich hin denken, stattdessen kniete ich auf den Boden, half den Kleinen aus der Jacke und schickte sie zu den anderen. Im Wohnzimmer nahm der Lärmpegel sprunghaft zu, nach wenigen Minuten hatten sie jede Schüchternheit abgelegt und kreischten am Tisch. Birte wirkte wieder etwas erholt, sie sah sogar ganz glücklich aus, wie sie sich um all die Kinder kümmerte. Ich klatschte in die Hände und rief »Wer hat schon Hunger?«, alle streckten ihre Finger nach oben wie in der ersten Klasse, sechs Stimmchen riefen »Ich« oder »Pommes«. Die Pommes dampften, als ich sie vom Blech in eine Schüssel schüttete, ich streute Salz darauf, wendete sie ein paarmal in der Schüssel, dann tat ich jedem Kind eine Portion auf den Teller und setzte daneben einen großen Fleck Ketchup. Für die nächsten zehn Minuten herrschte Ruhe. Birte kam zu mir an den Küchentresen und legte ihre Arme um meine Hüfte. »Was meinst du, schaffen wir das alles?«

»Ja, wir kriegen das hin«, sagte ich, so überzeugend es mir in dieser Situation möglich war und obwohl das »alles« beängstigend viele Dinge einschloss, von denen Birte nichts wusste.

Sie lief zurück zu den Kindern, räumte den Tisch ab, blies Luftballons auf, bis ihr Kopf ganz rot wurde, setzte die Kinder auf den Teppich in einen Kreis, damit Jeremias die Geschenke auspacken konnte. Er hatte sich gewünscht, dass wir das mit einem Flaschendrehen verbanden, immer jenes Kind, auf das der Flaschenhals zeigte, durfte sein Geschenk überreichen. Es waren Kleinigkeiten, Bücher, Stifte, ein Piratentuch. Dann begann die Schatzsuche. Kaum hatten wir alle Kinder angezogen, spritzten sie aus der Tür und stürmten in alle Richtungen. Ich ließ sie erst mal laufen. Ihre kleinen Körper barsten vor Bewegungsdrang. Sie füllten sich mit dem Sauerstoff der feuchten Luft, sie kletterten auf Paletten, auf Sandhügel, stolperten, stromerten, weinten, schrien und nahmen das ganze Gelände sofort in Besitz. Ich linste nach hinten zum Graben, dort war zum Glück noch niemand. Langsam bewegte ich mich in Richtung der ersten Station, an der alle zusammen ein Lied singen sollten. Als ich, die Hände in den Taschen, über die unebene, feuchte Erde stapfte, fiel mir die Sache mit dem Schatz bei der Therapeutin ein. Nach der Geburt von Sophie waren Birte und ich in Hamburg ein paar Wochen zu einer Paartherapeutin gegangen. Sie arbeitete gestalttherapeutisch, mit Visualisierungen und Bildern. Ihr erster Auftrag an uns bestand darin, dass wir unsere Biografien mithilfe von Seilen legen und bei jedem wichtigen Ereignis eine Schlaufe bilden sollten – je wichtiger das Ereignis, umso größer die Schlaufe. Wir begannen an einem Ende des Raumes mit der Geburt, legten Schlaufen bei der Einschulung, dem achtzehnten Geburtstag und solchen Dingen, und irgendwann trafen die beiden Seile aufeinander: unser Kennenlernen. Wir lachten dabei ein wenig verschämt, als wir uns gemeinsam erinnerten, wie wir uns an der Uni in einem Linguistik-Seminar gegenübersaßen und uns anlächelten, wie ich sie ansprach, ob wir zusammen in die Mensa gehen wollten. Es folgten weitere kleine Schlaufen, am Anfang mehr, Urlaube, Studienabschluss, gegen Ende weniger, bis die letzte große Schlaufe die Geburt von Sophie darstellte. Dann sagte sie, wir sollten uns vorstellen, dass sich an der Stelle, an der die beiden Seile aufeinanderträfen, ein Schatz oder eine Schatzkiste befände, in der all die schönen Momente aufbewahrt seien, deretwegen wir zusammengekommen seien. Und dann sollten wir uns gegenseitig verraten, was dort drin sei. Uns fiel eine Menge ein, das Meiste hatte mit Reisen, Liebe, Reden und Sex zu tun. Zum Schluss sagte sie lachend, unsere Schatzkiste sei noch so gut gefüllt, wir sollten uns keine Sorgen machen, da kenne sie ganz andere Paare. Wir waren so gerührt, dass wir fast weinen mussten, holten auf dem Nachhauseweg noch diese und jene Episode aus der Schatzkiste und landeten, kaum waren wir wieder zu Hause, im Bett.

Der Wind fuhr in die Kronen der Eichen. Ein Rauschen brandete auf. Ich überlegte, ob wir wieder mal ein paar Stunden bei ihr nehmen sollten. Ob sie wieder dieselbe Übung mit uns machen würde? Was wäre heute noch in der Schatzkiste drin? Ich musste länger überlegen. Es befanden sich noch dieselben Geschichten wie damals darin, sie waren nur weiter weg, verblasst, undeutlich. Ich hatte den Kontakt zu jener Zeit verloren, als ich die Kiste nur zu öffnen brauchte und die Liebe herausströmte. Ich hatte Angst, dass wir mittlerweile zu der anderen Sorte Paare gehörten. Wir bauten an unserem Leben, Tag für Tag, und irgendwann schirmte einen dieses Gebäude von allem ab, was sich lebendig anfühlte.

Ein Kind schrie, es war gefallen und lag ausgestreckt auf dem Boden. Ich hastete hin, half ihm auf, und es ging weiter. Die Kinder lärmten herum, sie spielten ein Spiel, das sich »Lello Bello Schnello« nannte. Mittlerweile hatten die älteren unter Jeremias' Freunden die Fährte aufgenommen, sie stürmten von einem Hinweis zum nächsten, ein Rudel, das wild über unser Grundstück tobte, sodass ich gar nicht dazu kam, alle Aufgaben, die ich mir vorgenommen hatte, zu stellen. Der Älteste stöberte voran, Jeremias weinend hinterher. Es war doch sein Geburtstag, er wollte den Schatz finden, doch die Horde war nicht mehr aufzuhalten. »Da ist ein rotes Band«, »Ich sehe einen Pfeil«, sie fanden die Spuren, ohne dass ich etwas dazu tun musste. Ich hatte für die Schatzsuche mindestens eine Stunde eingeplant, in der Birte drinnen den Kuchen vorbereiten sollte, doch im Moment sah es danach aus, als seien sie in fünfzehn Minuten fertig. Nur den Schatz, den fanden sie nicht, sie suchten und suchten; und ich stand ein paar Meter entfernt und schaute ihnen mit der Schadenfreude des Erwachsenen zu. Irgendwann bewegte ich mich in ihre Richtung, nahm Jeremias in den Arm und sagte, dass das Geburtstagskind den Schatz finden dürfe. Dann führte ich ihn in das Unterholz und drückte die Zweige, die ich auf die Kiste gelegt hatte, ein wenig zur Seite. Das Blau blitzte durch, die anderen wollten sich darauf stürzen, doch ich hielt sie zurück und ließ Jeremias die Kiste aus dem Asthaufen ziehen. Er lachte und war stolz und verteilte die Tütchen mit den Piratengesichtern an die anderen Kinder. Sie rissen sie auf, stopften sich die Gummibärchen in den Mund und probierten alles aus, dann stürmten sie weiter in Richtung einer Pfütze und ließen sich nieder. Irgendetwas hatten sie dort gefunden, einen Stock und ein paar Steine, und sie begannen, damit einen Staudamm zu bauen. Ließen das Wasser von der einen Seite in die andere fließen. Einer wurde abgestellt, noch mehr Wasser zu holen, und plötzlich war ich müde, ich war so müde, dass ich mich auf die Erde hätte legen und einschlafen können. Der Dreck wäre mir egal, die Kinder wären mir egal, das Haus wäre mir egal, ich wollte nur schlafen. All das noch mal von vorn? Noch ein Kind? Einem Menschen ein Leben ermöglichen oder es ihm verweigern? Die Last dieser Frage drückte mich nieder. Wo bleibe ich? Darf ich das denken angesichts eines neuen Lebens? Darf ich meine Interessen gegen die des neuen Lebens abwägen?

Es fing an zu regnen, und ich rief die Kinder zurück. Jeremias verzog den Mund. »Papa. Ich will lieber im Sommer Geburtstag haben.« Ich lachte und steckte meine Nase in sein verschwitztes Haar. Es roch nach Salbei und Thymian. Ich atmete seinen Duft tief ein, wuschelte ihm über den Kopf und sagte »mein Großer«, dann lotste ich alle mit dem Versprechen auf Smarties-Kuchen hinein.

Birte dekorierte drinnen die Torte mit Schokolinsen und

kleinen Plättchen, die Piraten oder Autos abbildeten. Ich deckte gerade den Tisch, als das Telefon klingelte.

»Ja. Guten Tag.« Ich hörte eine brüchige Stimme und brauchte einige Zeit, um herauszufinden, dass es sich um Frau Blanken, die Vermieterin meines Vaters, handelte. »Ich habe leider schlechte Nachrichten«, begann sie. »Ihr Vater ... ja, wie soll ich sagen. Er ist gestorben.«

Ich dachte: Ja, mein Vater, wo bleibt der eigentlich? Er wollte doch kommen, er wollte doch Jeremias zum Geburtstag gratulieren, mit uns einen Kaffee trinken. Ich hielt das Ganze für einen Irrtum und sagte: »Nein, der muss jeden Moment hier sein.«

Sie stutzte, es raschelte in der Leitung. »Das tut mir leid, ich habe ihn vorhin neben seinem Bett gefunden.«

Dann schossen mir die Tränen in die Augen, und ich lief ins Schlafzimmer. Ich hatte vergessen, wie das war, zu weinen, wie der Druck von innen auf die Augen stieg, wie es sich löste, wie sich alles löste. Mein Vater. Papa. Papi, sagte ich vor mich hin, in das Kissen hinein, das kann nicht sein. Du sollst doch mehr auf dich Acht geben, du sollst besser auf dich aufpassen, du sollst weniger trinken und öfter zum Arzt gehen. Jeremias braucht dich, Sophie braucht dich. Du sollst sehen, wie sie in der Schule sind, wie sie einen Abschluss machen, studieren, du sollst stolz sein auf deine Enkel. Nein. Ich konnte es ihm nicht mehr sagen. Ich hätte es ihm vor ein paar Tagen sagen sollen. Ich hätte ihm so vieles sagen sollen. All das Ungesagte raste jetzt durch meinen Kopf, all die Worte, die jetzt allein blieben, brachten meinen Kopf zum Platzen. Etwas ging zu Ende. Etwas ging in mir zu Ende. Etwas erstarb. Zwei Sperber im Sturz. Zwei Parallelen, von denen eine plötzlich abbrach. Der Aufprall. Ein Okular, durch das ich die Welt gesehen habe, wurde mir entrissen. Die Tür ging auf, ich hob den Kopf von den Kissen. Eine neue Unschärfe des Blicks, ein neues Sehen in einer leeren Welt, in der ich mich nicht mehr zurechtzufinden glaubte, in der ich mich als Mann unendlich einsam fühlte. Der Blick auf den Tod war nun frei.

Ich spürte Birtes Hand auf meinem Rücken. Sie fing die Zuckungen meines Körpers auf, dämpfte sie. Ich beruhigte mich ein wenig, erzählte, was passiert war, und sagte: »Wir können die Kinder nicht so lange allein lassen.« Die Kinder saßen betreten um den Tisch, als ich mit brennenden Augen wieder ins Wohnzimmer kam. Ich fragte Birte, ob es in Ordnung sei, wenn ich gleich nach Bad Bevensen aufbräche. Birte nickte. »Ich krieg das hier schon hin.«

Gegen vier bog ich auf den Hof von Frau Blanken ein. In der Einfahrt sah ich schon den Wagen des Arztes stehen. Ich musste daran denken, dass jetzt gerade die Kinder abgeholt würden, dass Jeremias aufgedreht seine neuen Spielsachen ausprobieren und Birte derweil versuchen würde, die Küche aufzuräumen. Hoffentlich war ihr nicht die ganze Zeit schlecht. Frau Blanken erwartete mich vor der Tür.

»Ich habe schon Dr. Bischoff angerufen.« Sie knetete ihre Hände. »So was ist hier noch nie passiert. Er lag einfach neben dem Bett.«

»Vielen Dank, dass Sie mich gleich angerufen haben.«

»Kommen Sie denn zurecht?«

»Ja, ich krieg das schon hin.«

Schon von unterwegs hatte ich meine Mutter und meinen Bruder angerufen. Meine Mutter war einigermaßen gefasst. Traurig zwar, aber gleich im zweiten Satz murmelte sie so etwas wie »kein Wunder«, und ich hörte die Erleichterung in ihrer

Stimme, dass sie sich rechtzeitig getrennt hatte. Ich fragte, ob sie zur Beerdigung kommen werde, was sie bejahte.

Im Flur traf ich auf den Arzt. Er hatte sein schütteres Haar zu einer Föhnwelle über der Stirn zurechtgelegt, die breiten Wangenknochen verliehen seinem Gesicht ein quadratisches Aussehen. Als er mir die Hand gab, wirkte er sehr verbindlich und sprach mir ehrlich sein Beileid aus.

»Wollen Sie noch mal rein? Er liegt auf dem Boden, wie er gefunden wurde, im Schlafanzug neben dem Bett. Entweder ist er gestern Abend gestürzt oder heute Nacht aus dem Bett gefallen. Vermutlich ein Riss in der Aorta. Hat er geraucht?«

»Früher mal.«

»Getrunken?«

»Ja, nicht zu knapp.«

»Das sieht man. »Er stockte einen Moment. »Ich meine, die Gesichtsfarbe. Wollen Sie ihn noch mal sehen?«

Ich schaute zur Schlafzimmertür. Dort drin lag er. Ich war vom Tod nur noch durch eine gelbliche Glasscheibe getrennt. Dort lag er, neben dem Bett, rot oder blau angelaufen. Vielleicht war sein Gesicht geschwollen oder sonst wie entstellt. Mein toter Vater bekam plötzlich etwas Monströses, das mir Angst einflößte. Nein. Das war nicht mein Vater. Mein Vater war nicht mehr da. Was sollte ich mit seinem Körper? Ich wollte nicht, dass mich dieses tote Gesicht den Rest meines Lebens verfolgte. »Wenn ich ehrlich bin, nein. Wir hatten vor ein paar Tagen einen guten Nachmittag zusammen, und das soll das letzte Bild bleiben, das ich von ihm habe.«

»Verstehe. Den Totenschein stelle ich Ihnen aus, dann können Sie alles Weitere in die Wege leiten. Soll ich Ihnen einen Bestatter rufen?«

»Das wäre sehr nett.«

Er füllte noch ein paar Formulare aus, dann ging er telefonierend hinaus.

Ich schaute mich in der Wohnung um. Es war ein seltsames, fremdes Gefühl, mit einem Toten allein in dieser Wohnung zu sein. Mir kam der Gedanke, dass er eine tiefe Ahnung von seinem bevorstehenden Ende gehabt haben könnte. Jetzt, im Rückblick, meinte ich, mich an eine gewisse Fahrigkeit in seinen Gesten zu erinnern, eine in der Anwesenheit schon erahnbare Abwesenheit, sein wässriger, manchmal schweifender Blick. Und hatte er nicht neulich über Schmerzen im Ellenbogen und kribbelnde Finger geklagt? Hätte ich die Zeichen erkennen müssen? Leider ergaben sie erst im Rückblick Sinn, vereinzelte Hinweise, die sich jetzt zu einem schlüssigen Bild formten. Immerhin: Mit dem schnellen Tod hatte er sich selbst vor dem Verfall geschützt. Jahre versehrt in einem Altersheim zu liegen, irgendjemandem ausgeliefert, das wäre für ihn unerträglich gewesen. »Bis irgendwann – vielleicht«, flüsterte ich in Richtung Tür. »Du warst nicht immer einfach, aber ein Vater, an dem ich wachsen konnte.«

Ich ging ins Wohnzimmer, warf einen Blick in den Kleiderschrank. Seine drei Hemden rochen muffig, ungewaschen oder wie vor langer Zeit gewaschen und dann nicht getragen. In einer Schublade hatte er seine Schätze gesammelt oder das, was für meinen Vater Schätze waren. Kugelschreiber, drei Schweizer Taschenmesser, Flaschenöffner. Als Kind hat diese Schublade eine enorme Anziehungskraft auf mich ausgeübt, einfach, weil mein Vater ein großes Geheimnis darum machte. Die Kugelschreiber, die ihm von Geschäftskunden geschenkt wurden, waren schwer und mit einem Schriftzug versehen. Ich nahm einen der Stifte und fuhr mit dem Daumen über die Gravur »Mulder Baustoffe«, wog ihn in der Hand und steckte ihn ein. Daneben lag ein Stapel Kontoauszüge. Es waren 535 Euro auf dem Konto. Monatlich war eine Rente von knapp 900 Euro eingegangen, gut die Hälfte davon war für die Miete draufgegangen, der Rest vermutlich für Lebensmittel, meistens Barabhebungen von 50 Euro alle paar Tage. Ich öffnete den Kühlschrank, es war nicht viel drin, billige Wurst, ein Päckchen Butter, eine H-Milch.

Dann schaute ich auf den Küchentisch und sah dort ein Blatt Papier liegen. Ich erkannte es sofort, es war die Bürgschaft, die ich ihm vor einigen Tagen per Post geschickt hatte mit der Bitte, sie zu unterschreiben. Sie war nicht unterschrieben. Vermutlich wollte er es heute, bevor er losfuhr, erledigen. Ich nahm ein lauwarmes Bier aus dem Beutel neben dem Kühlschrank, öffnete es und setzte es an die Lippen. Dann holte ich den Stift aus meiner Hose, schrieb das Datum von vorgestern auf die dafür vorgesehene Linie, versuchte, mich zu erinnern, wie die Unterschrift meines Vaters aussah, der energische Ausschlag wie die Amplitude bei einem EKG, dann krickelte ich irgendetwas Ähnliches auf die Linie, faltete das Blatt rasch zusammen und schob es in meine Tasche.

Kurz darauf fuhr der silberne Mercedes des Bestatters vor. Auf den Scheiben stand in schwungvoller Schrift *Pietät Krogge*. Herr Krogge drückte mir warm die Hand, indem er meine rechte Hand zwischen seine Hände nahm. Er fand salbungsvolle Worte, die abgenutzt wirkten, er sagte sie vermutlich jeden Tag, und er wollte den Eindruck vermitteln, bei ihm sei die Bestattung in den richtigen Händen. Das führte mich zu dem Gedanken, dass die Kosten der Beerdigung ein Problem für uns werden könnten. Mein Vater hatte nichts. Einen alten Golf, für den ich mit viel Glück noch tausend Euro bekommen würde. Die Kaution für die Wohnung noch mal tausend. Es würde auf jeden Fall nicht reichen, und ich wusste momentan nicht, woher ich das Geld nehmen sollte. Die Bestatter machten sich im Schlafzimmer zu schaffen und hoben ihn auf eine Trage. Die Tür war offen. Ich wollte den Blick abwenden, aus dem Fenster schauen, aber war ich ihm nicht einen letzten Blick schuldig? Ich ging ins Schlafzimmer, und sah auf einige Meter Abstand sein Gesicht, wächsern, bleich, noch im Tod irgendwie angespannt, der Mund offen, die Augen geschlossen, als würde er jeden Moment mit einem Schnarcher aus dem Schlaf schrecken. Er hatte unter Schlafapnoe gelitten, und ich erinnerte mich daran, wie ich mir als Kind manchmal einen Spaß daraus machte, mich morgens an seine Seite des Ehebettes zu schleichen und ihn beim Schlafen zu beobachten, seine Nasenhaare, seine raue Haut, die grauen Stoppeln, die aus den Wangen stachen. Und dann hörte er manchmal auf zu atmen. Ich stupste ihn an, woraufhin er hochschreckte und mich verärgert anmaulte.

Die Bestatter deckten ihn mit einem Tuch zu, trugen ihn an mir vorbei, den Flur entlang und schnauften die Treppe hinunter. Ich stand am Fenster. Der alte Labrador hatte den Benz beschnuppert und trottete jetzt wieder zurück. Der Innenhof war mit Kopfsteinpflaster gepflastert, wie früher, dachte ich, wie auf einem echten Bauernhof. Dann traten sie aus der Tür und schoben ihn in den Wagen. Ich erkannte einen länglichen Schemen. Dort lag er, der Rest von dem, was sein Leben gewesen war. Nichts weiter. Ein Schatten hinter dunklem Glas.

12

Gut eine Woche später wurde mein Vater auf einem kleinen Friedhof in der Nähe von Bad Bevensen beerdigt. Wir hatten darüber nachgedacht, ihn nach Rathenow überführen zu lassen, aber meine Mutter deutete an, dass sie keine Zeit habe, sich um das Grab zu kümmern. Mein Bruder lebte in Süddeutschland, und so kamen wir überein, ihn in Bad Bevensen zu beerdigen. Ich hatte nichts dagegen, im Gegenteil. Das gab mir das Gefühl, eine letzte Nähe zu ihm und meiner Vergangenheit herstellen zu können. Ich würde ab und zu nach dem Grab schauen, nähme vielleicht die Kinder mit, würde ihnen sagen: Hier liegt euer Opa, den ihr leider kaum kennengelernt habt. Aber spätestens in der Pubertät wäre das für sie nichts weiter als ein lästiger Pflichttermin, ein paar Jahre später nur eine blasse Erinnerung an einen nachdenklich vor einem Grab stehenden Vater, und erst sehr viel später würden sie mich vielleicht verstehen, würden in ihrem Gedächtnis nach Erinnerungen kramen, ob sich nicht noch ein Bild finden ließe von diesem Großvater, dessen Leben zurückreichte in ein anderes Zeitalter.

Ich war um diese Zeit der Einzige auf dem Friedhof. Birte war zu Hause geblieben, denn gegen Mittag wollten ein paar Vertreter der Baufirmen kommen, um die Sache mit dem Putz vielleicht doch noch außergerichtlich zu regeln. Das Tor des Friedhofs bestand aus aneinandergeschweißten Zinkquadraten, die sich, wenn man von der Straße aus hindurchsah, wie ein Raster über den sandigen Hauptweg legten. Auf den gemauerten Pfosten wucherten Flechten, einige von ihnen glänzten noch vom nächtlichen Tau. Es waren ganze Landkarten aus Flechten, Kontinente, die aufeinander zuwuchsen und die Pfosten nach und nach mit einer grünbraunen Haut überzogen. Ich war zu früh und schlenderte die fein geharkten Wege entlang. Vorsichtig trat ich auf, um das Muster der parallelen Linien nicht zu zerstören. In der Mitte des Friedhofs prangte eine riesige Rotbuche; sie streckte ihre Arme über die Gräber aus, als wolle sie diese beschützen. Sie hatte hier das letzte Wort, sie war die Herrscherin über den Friedhof, sie war der Katalysator des Todes, holte die Körper aus der Erde und brachte sie zurück zum Licht. Ich ging vorbei an aufgeräumten Gräbern, die von sorgfältig gestutzten Thujen-Hecken eingefasst waren, las Namen wie Schoemacker, Wilkens, Schnackenberg, Jacobsen. Auf einigen Gräbern hockten tönerne Putten und schielten, das Kinn auf die Hand gestützt, in den Himmel, es gab eingesackte, von Efeu überwucherte Gräber, es gab die Doppelgräber, die stumm und sehnsüchtig auf den anderen Ehepartner warteten, komm, komm, riefen sie, es gab Gräber, die ähnelten den Einfahrten im Dorf meiner Schwiegereltern, Graniteinfassungen und Granitplatten und weißer Granitsplitt und ein zentnerschwerer Granitstein, als wolle man wirklich sichergehen, dass der Tote nicht zurückkehre, und schließlich ging ich vorbei an einem Grab, das ganz mit Moos bedeckt war, es war ein Hügel aus Moos, der sich aus dem Boden zu heben schien, als hole der Tote noch ein letztes Mal tief Luft. Die Mooskissen wucherten über den Rand hinaus, die

Einfassung kippte nach außen, und am Kopfende wuchs ein einzelner, hellgrüner Farn. Das Ganze erinnerte mich an eine Lichtung im Wald, auf der man barfuß läuft und knöcheltief einsinkt in das Moos, auf der man sich zur Mittagszeit hinlegt und die Augen schließt, und die Schatten der Blätter schaukeln über die geschlossenen Augen, und man schläft ein. Ja, so ginge es vielleicht, dachte ich, so wäre der Tod aushaltbar.

Ein ruppiger Wind drängte über meinen Kopf hinweg, als wollte er mich daran erinnern, dass ich ja noch lebte. »Ist ja gut«, sagte ich. Ich ging zurück zur Straße und hielt nach meiner Mutter und meinem Bruder Ausschau. Es war neun Uhr morgens. Die kühle Luft füllte meine Lungen mit Sauerstoff, ich war ganz klar und wach. Es lag eine Fährte in der Luft, es roch nach Freiheit und Aufbruch. Ich schnupperte, weitete meine Nasenflügel. Losgehen, einfach weg, trotz des Herbstes oder gerade wegen des Herbstes, mit meinem dunklen Anzug und den schwarzen, drückenden Schuhen, die Elbe entlang, durch das Wendland, die Prignitz, die Altmark, das Ruppiner Land, das Havelland – Was für einen Klang diese Namen plötzlich hatten! –, durch meine Erinnerung, durch mich selbst hindurchgehen. Nach Berlin. Zu Frieda? Nicht das Alte hinter mir lassen, aber noch einmal den Moment der Offenheit erleben, noch einmal eine freie Fläche vor mir haben, mit allem, was möglich ist und allem Versuchen und allem Scheitern und allem Gewinnen. Ich machte den ersten Schritt, da fuhr ein kleiner Renault vor, meine Mutter stieg aus, sie kam auf mich zu, in einem schwarzen Kostüm und mit flachen Gesundheitsschuhen, die sie bei Bär in Rathenow gekauft haben musste. Sie war kleiner geworden und breiter, ihr Gesicht sah etwas quallig aus, mit einem Hauch Rot auf den Wangen. Wir umarmten uns.

»Es tut mir so leid«, sagte sie. »Man hätte ihm wirklich ein paar Jahre mehr gegönnt.«

Ich nickte. »Wie geht es dir?«

»Gut. Wir waren gerade ein paar Tage an der Ostsee.«

Meine Mutter hatte ihr Leben lang in der Stadtverwaltung Rathenow gearbeitet, im Fachbereich Bildung und Soziales. Sie hatte die Fahne der Familie hochgehalten, vor allem in den schwierigen Jahren nach der Wende, als mein Vater arbeitslos wurde, als mein Bruder und ich mit dem Studium anfingen und Geld brauchten. Jetzt, mit siebzig, blühte sie noch einmal auf, sang in einem Chor, machte Sport und begann ihr Leben noch einmal neu. Ich gönnte es ihr.

»Hast du ihn noch mal gesehen? Wie ging es ihm zuletzt?«, fragte sie.

Ich wich aus, antwortete, dass sie ihn ja kenne und wisse, dass es nie seine Sache gewesen sei, viel über sich und seinen Gemütszustand zu reden. Ich erzählte, dass mir jetzt, im Nachhinein, gewisse Symptome aufgefallen seien und ich mich fragte, ob man es vorher hätte erkennen können.

»Ach was, mach dir keine Vorwürfe. Du kannst nichts dafür. Er ist selbst schuld. Jeder ist für sich selbst verantwortlich.«

Ein paar Minuten später traf mein jüngerer Bruder Ruben ein. Er lebte in Baden-Württemberg in der Nähe von Stuttgart und arbeitete als Systemadministrator. Wir hatten uns ein wenig aus den Augen verloren in der letzten Zeit, telefonierten ein, zwei Mal im Jahr miteinander, wir lebten einfach in zu verschiedenen Welten.

Es war die erste Beerdigung, die ich nicht als entfernter Bekannter erlebte. Es wunderte mich, wie sich alles fügte, wie ein Rädchen diskret ins andere griff. Wie verabschiedet man sich von seinem Vater? Auf der Beerdigung jedenfalls nicht. Vielleicht später. Vielleicht hatte ich es längst. Vorn stand die Urne auf einem mit Samt überzogenen Podest, umgeben von ein paar Kränzen, Kerzenflammen flackerten vor sich hin. In der Kapelle war es klamm. Auf den alten Fliesen stand eine Staffelei, darauf ein bis zur Unschärfe vergrößertes Foto von meinem Vater. Außer der Familie waren noch zwei Sportsfreunde vom Sportverein Bad Bevensen gekommen, die ich noch nie gesehen hatte. Sie trugen schief sitzende Anzüge, senkten die Köpfe und schauten betroffen. Vor ihrer Rede stellte die Trauerrednerin den CD-Player an, der anfangs hakte und sprang. Wir hatten eines seiner Lieblingslieder ausgewählt, eine alte DDR-Band. Melancholische Streicher und Synthesizer setzten ein, dann eine männliche Stimme. *Als ich fortging, war die Straße steil.* Ich schaute auf das Foto, das ihn lachend in der Abendsonne am Strand zeigte, rötliches Gesicht, schüttere Haare, in einem unserer Urlaube an der Ostsee, wo er immer ganz bei sich war, wo ich ihn wirklich glücklich erlebt habe, wo wir abends Bier tranken und Skat spielten, wo ich ihn lachen sah, den Arm um meine Mutter legend, Zeitung lesend, lebendig. *Als ich fortging war der Asphalt heiß, dreh dich nicht um.* Fast musste ich weinen. Die Trauerrednerin las die Stationen seines Lebens vom Blatt ab und erwähnte in einem Nebensatz, dass es mit ihm nicht immer einfach gewesen sei. Meine Mutter nickte an dieser Stelle still vor sich hin. Nicht einfach, was hieß das denn? Warum redete niemand darüber, was nicht einfach gewesen war? Warum wurde noch angesichts des Todes in unserer Familie über alles geschwiegen? Was war überhaupt einfach? War mein Leben einfach? War die Welt einfach? Ich hatte der Trauerrednerin im Vorgespräch reinen Wein eingeschenkt und offen vom Leben meines Vaters erzählt, aber sie schien es für besser zu halten, uns vor unserer eigenen Vergangenheit zu schützen und uns eine positive Version unserer Familiengeschichte zu erzählen.

Nach der Rede gingen wir alle hinaus, der Urnenträger vorneweg, meine Mutter, ich und mein Bruder hinterher, hinter uns die beiden Sportsfreunde. Der Wind fuhr in die Rotbuche, Blätter wehten herab, tanzten über den Friedhof, legten sich auf die Wege und die Gräber. Es reifte ein neues Leben, und hier ging eines dahin, mit jener gar nicht so seltenen zeitlichen Koinzidenz. Friedhöfe regen zu den großen Gedanken an, und ich konnte mir den Trost nicht verkneifen, dass die eine Seele in der andern weiterlebte. Die Zeit hatte eine Schleife zwischen zwei Leben gebunden, und ich hörte meinen Vater flüstern: Jetzt mach du mal weiter. Fang du mal von vorne an. Nachdem uns die beiden Männer vom Sportverein mitleidsvoll die Hand gedrückt hatten und verschwunden waren, standen wir zu dritt herum, eine versprengte Restfamilie, verbunden durch ein paar Erinnerungen. Wirklich viel zu sagen hatten wir uns nicht. Es war nie viel geredet worden in unserer Familie. Es hatte nie eine Gesprächskultur gegeben wie bei Birtes Eltern. Dass man sich zusammensetzt und Dinge bespricht, darüber redet, wie es einem *wirklich* geht. Familie ist kein Zustand, sondern ein Prozess. Bindung ist nicht einfach da, man muss sie sich immer wieder aufs Neue erarbeiten, das wurde mir in diesem Moment klar. Und mit Erschrecken fiel mir auf, dass sich dieser Satz genauso gut auf die Beziehung zwischen Birte und mir anwenden ließ. Ich war in eine seltsame Starre ihr gegenüber verfallen, ein Schweigen, dem ich nicht mehr entkam.

Es war halb zwölf. Jeder wollte oder musste so rasch wie möglich wieder zurück in sein Leben, und mir blieb an diesem Vormittag nichts anderes als der Vorsatz, mich wieder mehr um die Beziehung zu meiner Mutter und meinem Bruder zu kümmern.

13

Als ich gegen Mittag nach Hause kam und in unseren Weg einbog, standen bereits drei dunkle Kombis in der Einfahrt, Wagen mit Firmenkennzeichen und Firmenaufschriften auf den Heckscheiben. Ich erkannte den Wagen unseres Bauunternehmers Klaus, dann den des Putzherstellers Stauff sowie den des Steinherstellers Ytong. Das scheint ja eine richtig große Versammlung zu werden, dachte ich und ging auf die vier Herren zu. Sie lehnten mit verschränkten Armen gegen ihre Wagen und starrten auf ihre Fußspitzen. Es war eine Stimmung wie nach einem Autounfall, bei dem jeder dem anderen die Schuld gab und man nun schweigend auf die Polizei wartete. Für den Anlass war ich gar nicht so unpassend gekleidet. Ich reichte allen der Reihe nach die Hand, sie stellten sich vor, und ich fragte, ob meine Frau sie schon begrüßt habe. Sie nickten und sagten, dass sie gerade drinnen sei. Ich schwieg mit den vieren, was sollte ich auch sagen? Gute Anreise gehabt? Ich fragte mich, was Birte wohl drinnen so lange machte. Ob sie den Männern Wasser angeboten hatte? Sollte ich das tun?

»Gehen wir schon mal ums Haus«, sagte ich. »Meine Frau kommt sicher gleich dazu.«

Murrend stießen sie sich von ihren Autos ab. Die beiden Firmenanwälte von Stauff trugen Anzug, Hemd, Krawatte, dann gab es einen älteren Mann mit einem weißen Haarkranz von der Firma Ytong und Klaus, den Bauunternehmer, den ich natürlich kannte, in seiner Zimmermannshose mit Schlag, mit Cordweste und Schnauzer. Während der Bauphase hatten wir fast täglich miteinander zu tun gehabt. Er war vermutlich genauso überrascht von den Entwicklungen wie wir. Die Sanierung eines Neubaus wäre vielleicht nicht sein Ruin, aber eine lästige und teure Zusatzaufgabe allemal. Ganz zu schweigen vom Getuschel im Dorf.

Birte kam zur Tür hinaus. Sie trug nicht ihre Latschen, sondern ihre schwarzen Pumps und hatte die Haare zu einem Knoten zusammengebunden. Wir gingen um das Haus, ich zeigte auf die Haarrisse, die sich über die Fassade zogen wie Flussverläufe auf einer topografischen Landkarte, größere, kleinere, winzige, kaum sichtbare, fuhr manche mit dem Zeigefinger nach. Zum Teil waren die Risse bereits durch Algen grünlich eingefärbt. Ich betonte noch einmal, dass unsere größte Sorge sei, dass Feuchtigkeit hinter den Putz ins Mauerwerk oder die Dämmung dringe und dort die Substanz beschädige. Der Winter stehe vor der Tür, was die Aussichten auf eine Sanierung ebenfalls unwägbar mache. Als ich davon sprach, fing es leicht an zu nieseln, sodass wir immer, wenn wir die Fassade entlang nach oben blickten, die Augen leicht zusammenkneifen mussten.

»Der Putz hält den Spannungen nicht stand«, sagte Klaus.

»Vooorsicht«, sagte einer der Anwälte von Stauff. Er trug ein lachsfarbenes Hemd. Sein Gesicht war hart und gebräunt. »Vorsicht mit solchen Behauptungen. Es ist bisher nicht erwiesen, dass es am Putz liegt.«

»Das Gutachten zeigt das eindeutig.«

»Das Gutachten beantwortet nur jene Fragen, die man

stellt. Wir haben bereits ein Gegengutachten in Auftrag gegeben.«

Wir gingen weiter ums Haus herum, der Boden war holprig, man musste aufpassen, wo man hintrat. Diese seltsame Versammlung von Fremden, die um unser Haus stolperten, jeder mit seinen eigenen Interessen, kam mir mit einem Mal surreal vor. Niemand hatte Lust, jetzt hier zu sein, und ich war Anführer dieser kleinen, zwangsvereinten Truppe. Ich war in eine Zwischenwelt geraten, in der sich alles auflöste. Was war wahr, was falsch? Wer hatte Recht? War unser Haus ein Haufen Schrott? War es nicht überhaupt hirnrissig gewesen, es zu bauen, es so groß zu bauen? Das alles war weit weg von mir, befremdete mich.

»Was ist das für ein Wandaufbau?«, fragte der andere Anwalt von Stauff.

»Zweischalige Bauweise mit Luftschicht«, sagte Klaus.

»Gibt es eine Hinterlüftung?«

»Nein, die ist bei dieser Bauweise nicht nötig.«

»Das sagen Sie. Ich kenne das ganz anders. In der stehenden Luftschicht kann das Kondenswasser nicht abtrocknen. Die Feuchtigkeit kommt von innen und kann nirgendwohin.«

»Sie kommt nicht raus, weil der Putz zu hart ist, das ist das Problem«, sagte Klaus.

»Ich sagte bereits, dass Sie diese Behauptungen bitte unterlassen sollen.« Die beiden waren bissig wie Bulldoggen, vermutlich auf Dutzenden NLP-Seminaren geschult. Es war äußerst geschickt, dass sie zu zweit aufgetaucht waren, wie die Zeugen Jehovas, damit sofort einer einspringen konnte, falls der andere mal einen Hänger hatte.

»Können Sie bejahen, dass diese Bauweise noch zulässig ist?«, fragte wieder der erste Anwalt.

Klaus überlegte kurz. »Ja.«

»Ist sie noch üblich?«

Klaus schaute an den beiden vorbei und druckste herum. »Nein.«

Birte schaute mich mit einem entsetzten Blick an, in dem die Frage lag: Wir haben also ein Haus, dessen Bauweise schon kurz nach dem Bau veraltet ist? Der ältere Herr von Ytong sprang uns zur Seite. »Also bitte. Wir bauen alle Fertighäuser so. Diese Bauweise ist durchaus noch üblich.« Der Mann von Ytong war ein liebenswerter, älterer Herr kurz vor der Pensionierung, ein Opa-Typ mit einem ironischen Lächeln und weichen Augen, der nur als Vertretung für seinen mit dem Fall befassten Kollegen gekommen war. Er hatte gleich am Anfang zugegeben, keine Zeit gehabt zu haben, sich in die Akten einzuarbeiten.

»Zu Ihnen kommen wir später«, sagte einer der Anwälte. »Die Steine sind noch mal eine eigene Geschichte. Sie haben doch hier mit Porenbeton gearbeitet, oder?« Die Frage ging an Klaus.

»Ja.«

»Welche Wärmeleitfähigkeit?«

»Nullzwölf.«

»Aha. Ist es nicht so, dass für diese Bauweise Steine mit einer Wärmeleitfähigkeit von null Komma vierzehn genommen werden sollten?«

Klaus kratzte sich am Kopf. »Das spielt doch überhaupt keine Rolle.«

»Das werden wir ja sehen.«

»Wurde der Taupunkt berechnet?«, fragte jetzt der andere Anwalt wieder.

Sie nahmen Klaus wirklich in die Zange.

»Den hätte der Verputzer anfordern müssen.«

»Na hören Sie mal, es gehört ja wohl zu jeder guten Bauplanung dazu, den Taupunkt zu berechnen. Das ist nicht der Job des Verputzers, sondern des Bauunternehmers.«

»Nur dann, wenn es Komplikationen gibt.«

»Die gibt es doch hier, oder?«

»Das war aber zum Zeitpunkt des Baus noch nicht absehbar.«

Jetzt verloren sich die drei in einem Wortgemenge. Es ging um die Art des Porenbetons, den Wasserzementwert, und häufiger fiel das Wort Diffusion.

Ich versuchte, mir all die Fachbegriffe zu merken, um sie später zu recherchieren, doch ab einem gewissen Punkt gab ich auf. Es war jedoch klar, dass die beiden Anwälte von Stauff ihren Job verstanden. Sie filetierten den freundlichen Herrn von Ytong, und auch Klaus sagte bald gar nichts mehr. »Also ich würde sagen, wir beenden das an dieser Stelle. Ich sehe hier unsererseits keinerlei Verarbeitungsfehler«, sagte schließlich einer der Anwälte. »Ich sehe hier ganz andere Sachen. Ich sehe eine unübliche und in Teilen falsch ausgeführte Bauweise, Steine mit einer zu hohen Wärmeleitfähigkeit und eine fehlende Taupunktberechnung.«

»Aber das Gutachten sagt, dass der falsche Zement verwendet wurde. Er hat zu schnell abgebunden. Der Putz ist zu hart, sodass die Feuchtigkeit von innen nicht nach außen dringt. Das Gutachten ist hier eindeutig.«

Klaus' Einwand wirkte wie das hilflose Ausstrecken eines Arms auf offener See.

»Das Gutachten, das wir gerade anfechten. Nein. Der Putz ist richtig, die Wand ist falsch.«

»Im Übrigen«, ergänzte der andere, »ich weiß nicht, ob Sie

darüber informiert sind, fechten wir seit einigen Jahren einen Streit mit Ytong aus und hoffen, dass wir endlich mal jemanden finden, der bis zum Ende klagt. Es gibt mehrere solcher Fälle. Unserer Meinung nach ist die Leitfähigkeit des Steins nicht richtig. Also klagen Sie ruhig, dann haben wir endlich mal Klarheit.«

Der ältere Herr von Ytong schien tatsächlich nicht darüber informiert zu sein. Er hob nur die Augenbrauen, selbst für einen tiefenentspannten älteren Mann wie ihn ein Signal der Ratlosigkeit. Hatte ich das richtig verstanden: Wir sollten durch die Instanzen klagen, damit Stauff und Ytong ihren Streit klären könnten? Sie trugen ihre Schlacht auf unserem kleinen Grundstück aus, und wir waren ihnen ausgeliefert.

Einer der Stauff-Anwälte fuhr fort: »Ich würde sagen, wir beenden das an dieser Stelle. Dürften wir noch mal Proben vom Stein und vom Putz mitnehmen?«

Ich schaute Birte an und wusste nicht, ob ich zustimmen oder verneinen sollte. »Wozu?«

»Damit wir unser eigenes Gutachten in Auftrag geben können.«

»Dann finden Sie natürlich genau das heraus, was Sie suchen«, sagte der Bauunternehmer.

»Ich weiß nicht …«

Zum Glück kam mir der Mann von Ytong zu Hilfe. »Dann möchte ich aber auch Proben nehmen.«

»Okay, dann nehmen alle Proben«, sagte ich. »Kleinen Moment.« Ich verschwand im Haus, kam mit einer Handvoll Gefriertütchen zurück und verteilte sie wie Luftballons auf einem Kindergeburtstag. Jeder bückte sich jetzt und sammelte herumliegende Putzteile und Reste der verwendeten Steine ein, ich tat es ihnen gleich.

Klaus blieb zwar ruhig, aber er wirkte zerknautscht. Auch er schien zu spüren, dass er hier zwischen die Fronten von etwas Größerem geraten war, dass dies der eine Fehler gewesen sein könnte, den man sich nicht erlauben darf, eine Kleinigkeit, die man unterschätzt hatte, die dann unkontrolliert zu wuchern begann und sich zu einer existenzbedrohenden Krise auswuchs. Dass er sich so zurückhielt, verunsicherte mich, denn wenn *er* schon Angst vor diesen Typen hatte, mussten wir wirklich auf der Hut sein.

»Wir wollen doch alle, dass das hier im Interesse des Bauherrn gelöst wird«, sagte Klaus versöhnlich.

Ich hatte nicht das Gefühl, dass hier irgendjemand unsere Interessen im Blick hatte.

»Noch sind die Bauherren ja ganz entspannt«, sagte der Typ von Stauff und lachte.

»Ich bin überhaupt nicht entspannt«, rief Birte, und ihre Stimme zitterte, »ganz und gar nicht. Irgendjemand hat hier Mist gebaut, und ich bestehe darauf, dass das so bald wie möglich geklärt wird!« Von dieser Seite hatten die Herren nicht mit einem Angriff gerechnet, schuldbewusst senkten sie den Blick, verabschiedeten sich förmlich und stiegen in ihre Autos.

14

Nach der Beerdigung hatte ich das Bedürfnis, nach Hause in meine alte Heimat zu fahren und die Orte meiner Kindheit noch einmal zu sehen. Mich überkam das beängstigende Gefühl, sie würden sonst für immer verschwinden. Meine Mutter hatte auf der Beerdigung angedeutet, dass sie aus unserer alten Wohnung ausziehen werde. Wolfgang – ich kannte immer noch nicht viel mehr von ihm als seinen Namen – habe ein kleines Häuschen an der Havel, und sie werde bald zu ihm ziehen. Ich bekam Panik, dass sie es tun könnte, bevor ich alles noch einmal gesehen hätte. Wenn mit Rathgen alles lief wie vorgesehen, würden die nächsten Wochen und Monate stressig werden, und mir würde kaum Zeit für einen Besuch bleiben. Zudem lagerten bei ihr noch einige Sachen meines Vaters, die er nach der Trennung nicht mitgenommen hatte: Fotoalben, Werkzeuge, ein alter Schraubstock, eine Leiter – Dinge, die ich mir schon seit Jahren anschauen wollte, aber ich war nie dazu gekommen.

Auch wenn ich wusste, dass es für Birte kein einfacher Tag werden würde, bat ich sie darum, am Wochenende zu meiner Mutter fahren zu dürfen. Sie hatte dafür Verständnis, ja ermunterte mich sogar. Doch am Freitagnachmittag wurde ich krank. Kaum waren die vier Männer in ihre Wagen gestiegen und davongerauscht, spürte ich, wie es in meinem Magen grummelte, wie sich alles anfing zu drehen und ich schließlich förmlich in mich zusammensackte. Während die anderen zu Abend aßen, legte ich mich ins Bett, denn schon der Geruch von Käse und Leberwurst trieb mir die Übelkeit in den Magen. Sophie kümmerte sich rührend um mich und wollte mich verarzten, aber selbst das war mir zu viel. Ich ließ die Jalousien herunter, kein Licht, kein Geräusch, nichts, außer der sich drehende Kopf, das Aushalten des Schmerzes, wenn mein Magen wieder versuchte, bittere Galle nach oben zu würgen, ein schwankendes, bleiches Etwas, das ab und zu zur Toilette lief und dabei geisterhaft anderen Menschen aus der Familie begegnete.

Birte rotierte. Die Kinder waren aufgedreht und wollten nicht schlafen. Sie nutzten jede Ausnahmesituation, egal, worauf sie beruhte, für ihre Interessen. Sie schmierte ihnen Brote, schaltete ihnen den Fernseher an, um alles aufräumen zu können. Gelegentlich setzte sie sich hin, verschnaufte, denn sie litt selbst unter Übelkeit. Birte bemühte sich nach Kräften, doch sie war überfordert, und wie immer, wenn sie überfordert war, wurde sie ungerecht. Sie hatte einfach keine Energie mehr, sich auch noch um mich zu kümmern. Zwischendurch fiel ich in einen unruhigen, fast fiebrigen Schlaf, aus dem ich mich jede Stunde hochquälen musste, um mich zu übergeben. Seltsame Träume kamen über mich, zerfetzte Visionen. Ich sitze mit drei fremden Menschen in einem Auto. Wir fahren an Industrieruinen vorbei an einen abgelegenen See. Plötzlich hackt mein Sitznachbar den beiden Vorderen die Köpfe und Hände ab und wirft sie an den Strand. Einige Zeit später schwimme ich in dem See und weiß, dass die Hände der beiden noch leben und irgendwo in dem See herumschwimmen. Ich bin mitten im See und kriege Panik, dass die Hände von unten angeschwommen kommen. Wie verrückt versuche ich, zurück an den Strand zu schwimmen, komme aber nie dort an.

Ich versank in einer Regression. Ich war voller Reue und Zweifel, die Krankheit wirkte wie eine Linse, die alles Negative zehnfach vergrößerte. Ein weiteres Kind, wie sollten wir das schaffen? Wir waren jetzt schon an der Grenze unserer Möglichkeiten. Das Kind wurde zu einer blanken Fläche, auf die ich all meine Liebe, all meine Ängste projizierte. Es war bislang nichts weiter als ein winziger Zellhaufen im Bauch von Birte, doch es hatte jetzt schon eine solche Macht über mein Leben, dass es mich innerlich zerriss. Wie sollte ich diesem Kind je gerecht werden?

Je länger ich mich im Bett herumwälzte, umso schwärzer wurde alles. Die Probleme bei Joinvision, das Haus, das unnötig große Haus, all die Baustellen, für die ich keine Kraft mehr hatte. Rathgen hatte sich auf meine Mail noch nicht gemeldet. Ich befürchtete, dass der Deal auf den letzten Metern noch platzen würde, ich den Kredit aber trotzdem am Hals hätte. Was könnte schiefgelaufen sein? Hatte ich etwas Falsches gesagt? Ich ging unser Gespräch noch mal im Geiste durch. Vielleicht hatte er Erkundigungen eingezogen oder Kontakt zu Toni aufgenommen. Ich hatte die Nase voll davon, ständig in der Schuld anderer zu stehen und bald nicht nur Toni, sondern auch Rathgen Rechenschaft schuldig zu sein. Was, wenn ich zu viel versprochen hatte, wenn Joinvision nicht so gut laufen würde, wie ich es Rathgen versichert hatte? Jetzt fühlte ich die ganze Last der Erwartungen, die Last der Vermögen, die auf mich gesetzt wurden wie auf einen Jockey beim Pferderennen. Wollte ich das alles überhaupt? Ging das in die richtige Richtung? Konnte es sein, dass der Aufstieg in diesem System so viel Kraft kostete, dass am Ende kein Leben mehr übrig blieb?

In den schlimmsten Momenten, es muss nachts gegen drei oder vier Uhr gewesen sein, war ich überzeugt davon, meinem Vater direkt in den Tod zu folgen. So elend, wie mir war, hatte dieser Gedanke sogar etwas Tröstliches. Erinnerungsfetzen an meinen Vater tauchten auf, er, betrunken nachts an der Wohnungstür, kann den Schlüssel nicht finden, randaliert, klopft mit den Fäusten an die Tür, die Nachbarn stecken ihre Köpfe aus den Türen, peinliche Blicke am nächsten Morgen, er in der Schule, stellt sich vor mich, als es einen Streit mit einem älteren Schüler gibt, er, pfeifend im Auto, mit den Fingern aufs Lenkrad klopfend. Er will sich ins Bett legen, stürzt, greift ins Leere, fällt neben das Bett, greift sich ans Herz, japst, stirbt. Irgendwann war ich leer, körperlich wie psychisch. Mein Körper kapitulierte. Er wollte nur noch Ruhe. Absolute Ruhe. Verweigerung.

Ich schlief immerhin ein paar Stunden am Stück, nahm im Morgengrauen kleine Schlucke Wasser, Süßwasser, süßes Wasser, spürte, wie mein Magen aufbegehrte, aber nicht mehr die Energie hatte, alles von sich zu weisen. Am Samstagmorgen gegen neun sah ich wie durch einen Schleier die Kinder herumspringen. Birte machte *pscht* und schloss leise die Tür hinter mir. Ich schlief noch einmal ein. Das einzig Gute an dieser Art Virus ist, dass er ebenso schnell verschwindet, wie er gekommen ist. Das Frustrierende: Danach kommt die Migräne. Ich verschob den Besuch bei meiner Mutter auf den nächsten Tag, blieb fast noch den ganzen Samstagvormittag im Bett, mittags schlürfte ich eine Brühe und aß Zwieback, nachmittags machte ich leichte Gartenarbeit, und am Samstagabend ging es wieder, ich aß wieder normal, ich kam zu Kräften, ich drückte Birte und die Kinder und legte mich um neun wieder ins Bett.

Obwohl ich am Sonntag immer noch etwas schwach war, machte ich mich frühmorgens auf den Weg nach Rathenow. Es war Anfang Oktober, ein heller, strahlender Tag, der Herbst hatte den Staub des Sommers endgültig abgewaschen, der Himmel war blauer, das Ocker gelber. In einer melancholischen Stimmung – als wäre ich einmal aus mir selbst herausgetreten und hätte noch nicht zurückgefunden – fuhr ich durch die Lüneburger Heide, die Altmark, vorbei an Orten, die mir vom Klang bekannt vorkamen, weil mein Vater dort an den Wochenenden häufig zu Punktspielen gewesen war, Havelberg, Klietz, Schönhausen, eine weite, weitgehend menschenleere Landschaft mit endlosen Feldern, gelegentlich ein ostdeutsches Straßendorf mit zurückgesetzten Backsteinbauten, breiten Beeten vor den Häusern, hohen Toren und alten Alleen, hundert Meter Kopfsteinpflaster, dann wieder hundert Meter Asphalt. Je näher ich Rathenow kam, umso mehr Erinnerungen tauchten auf. Sonntage auf Sportplätzen, Konzerte in Jugendhäusern, Arbeitseinsätze im Tomatenfeld. Ich fuhr über die Havel, durch Rathenow hindurch, bog in eine Straße aus Plattenbauten am anderen Ende der Stadt ein, die in meiner Kindheit Wilhelm-Pieck-Ring geheißen hatte und dann in Mozartstraße umbenannt worden war. Von Pieck zu Mozart – selbst die Anwohner mussten damals über diesen unvermittelten Aufstieg in die Hochkultur lächeln. Wer darauf gekommen war, diese gesichtslosen Plattenbauten mit Mozart zu assoziieren, musste entweder naiv oder zynisch gewesen sein. Jeder Meter, den ich die Mozartstraße entlangglitt – ich fuhr nicht mehr, ich schwebte mit dem Wagen wie mit einer Barke, schaute links und rechts –, jeder Meter war getränkt mit Erinnerungen. An dieser Linde wartete ich jeden Morgen auf meinen Schulfreund, der mich abholte, hierhin verschwand ich immer, wenn zu Hause dicke Luft war, hier war die Sache mit der brennenden Wiese passiert, hier wohnte Kathy, in die ich mal verschossen war, hier war mein Kindergarten, hier habe ich heimlich Mofa fahren geübt, hier war der Kiosk, an dem ich immer Bier für meinen Vater geholt habe. Er war mittlerweile verrammelt, wie hier überhaupt wenig los war. Einige der alten Blöcke waren abgerissen worden, andere saniert, aber es wirkte nur billig überschminkt. Der Lkw mit der Aufschrift »Spedition Below« parkte immer noch auf dem Sandstreifen, alte Männer fuhren – wir sagten immer *gurken* –, sie gurkten immer noch mit ihren billigen Frauenrädern aus dem Baumarkt, mit eiernden Reifen oder quietschenden Ketten, die Straße entlang zu ihrer Garage, zu der sie jeden Nachmittag fuhren, obwohl sie dort gar nichts zu tun hatten, außer vielleicht zweimal im Jahr die Reifen ihres Golfs zu wechseln und dabei die alten Radios mit improvisierter Antenne laufen zu lassen, wo sie sich ein wenig wie Schrauber fühlen konnten, noch einmal den Geruch von Öl in der Nase, noch einmal die schmutzigen Hände am Lappen reiben, noch einmal ein lauwarmes Bier aus der ausrangierten Kommode holen, die fürs Wohnzimmer zu schlecht, aber für die Garage noch gut genug war. An der Nummer 16 hielt ich und blickte durchs Autofenster an der Betonfassade hinauf zum fünften Stock. Von unten sah sie aus wie Sandpapier mit sehr grober Körnung. Wie oft hatte ich hier hochgeschaut, wenn ich aus der Schule gekommen war, den Schlüssel um den Hals, die Tür aufgeschlossen hatte, die nackten Betontreppen hinauf getrödelt war, allein in der Wohnung meine Hausaufgaben erledigt hatte, bis meine Mutter von der Arbeit gekommen war? Ob oder wann mein Vater nach Hause kam, wusste man nie, manchmal um vier, manchmal um sechs, manchmal nachts um drei.

Ich parkte den Wagen und sah, wie sich sofort zwei, drei Gardinen in der Fassade bewegten, ein alter Mann, der mit seinem Hund ging, drehte sich nach mir um, wahrscheinlich aufgrund meines fremden Nummernschildes, ich dachte: meines Wessinummernschildes. Niemand kannte mich hier mehr. Der Ort, an dem ich als Kind gespielt hatte, war noch da, aber das Land, in dem ich aufgewachsen war, das war verschwunden. Was blieb, wenn man ein Land entfernte? Eine Gegend. Als hätte man mit einem Ruck die Tischdecke unterm Service weggezogen. Alles stand noch, aber das, was das Ganze zusammengehalten hatte, fehlte. Ich presste meinen Daumen auf den Klingelknopf aus weißem, abgegriffenem Plastik, er hatte einen Riss, in dem sich Schmutz festgesetzt hatte. Drei der zwölf Wohnungen des Aufgangs schienen leer zu stehen. Es summte, ich drückte meinen Handballen wie früher gegen die geriffelte Glasscheibe, klack, trat hinein, der muffige Geruch meiner Kindheit umfing mich. Ich stieg die Betontreppe hinauf, Pressstücke aus einem Guss. Alles kam mir so klein und billig, fast püppchenhaft vor. Das Geländer aus dünnen Eisenstäben und der sich in den Kurven wölbende, zum Teil ablösende Gummihandlauf, der auf der Haut brannte, wenn man die Teppen hinunterhastete, zwei Stufen auf einmal, weil unten der Freund wartete oder das Fahrrad oder die erste Freundin. Klopfte man oben im Sechsten an das Geländer, tönte und vibrierte es noch unten im Keller. Manchmal haben wir aus dem Sechsten hinuntergespuckt, durch den schmalen Schlitz – das Treppenauge –, und gewonnen hat derjenige, dessen Spucke es bis unten auf den Kellerboden schaffte. Meistens flatschte sie jedoch irgendwo dazwischen aufs Geländer, und ich bedauerte denjenigen, dessen Hand unbedacht darüber hinwegwischen würde. Billige Fußmatten vor den Türen mit zwei Kätzchen drauf oder »Welcome« oder »Home sweet home«, manche hatten Schuhschränke, die man ausklappen konnte, vor einigen standen Hausschuhe. Die Platte war kein Wohnraum, sie war ein Aufbewahrungssystem. Die Wände aus Papier, die Türen aus Pappe, man musste leise sein, und war man mal laut, wussten es hinterher alle. Fünfter Stock links, die Tür war angelehnt, wie früher, man wartete nicht in der Tür auf den Besuch, da man nie wusste, wie lange er nach oben brauchte. Ich öffnete, rief »Hallo« in die Wohnung, meine Mutter kam aus der Küche und umarmte mich, meine kleine Mutter, alles war weich und rund an ihr, und als wir uns umarmten, kitzelte ihre Dauerwelle an meinem Kinn.

»Schön, dass du es mal geschafft hast. Hattest du eine gute Fahrt?«

Ich erzählte von meiner Krankheit gestern, dass ich noch ein bisschen schwach sei, aber dass es mir wichtig gewesen sei, noch einmal zu kommen. Ich schaute mich in der Wohnung um. Rechts die beiden Kinderzimmer, die beherrscht wurden von alten, aus dem Wohnzimmer ausrangierten Schrankbauwänden, das winzige Bad, als Ganzes mit dem Kran in die Wohnung gehoben, eine fensterlose Kapsel von vier Quadratmetern mit Badewanne und Waschmaschine. Alles war noch wie früher, es fühlte sich an, als käme ich aus der Zukunft und beträte, unsichtbar, meine Kindheit wie einen Film, erstaunt, dass alles immer noch so war wie früher, dass es das tatsächlich alles einmal gegeben hat. Ich sah mich aus dem Zimmer gelaufen kommen, mit meinem Bruder Indianer spielen oder meinen Vater in der Küche Zwiebeln schneiden. Im Wohnzimmer stand noch immer das Sofa aus Velours, der Fernsehsessel aus demselben, abgesessenen Material, der Fernseher, der – wie immer – lief, die Vitrine mit tschechischem Kristallglas, das wir nie benutzt haben, die Kunstdrucke in den billigen Plastikrahmen. Meine Mutter wickelte gerade Teile ihres guten Geschirrs in Zeitungspapier ein und legte sie vorsichtig in einen Umzugskarton.

»Ich fang schon ein bisschen an zu räumen.«

»So schnell?«

»Was soll ich denn noch hier? Wolfgang hat genug Platz in seinem Haus. Wer weiß, wie viel Zeit einem noch bleibt.«

»Schade«, sagte ich, denn ich sah meine gerade wiederentdeckte Kindheit schwinden, »aber es macht natürlich Sinn.«

»Nimm mit, was du haben willst, alles andere kommt weg.«

Ich ging noch mal in mein Kinderzimmer, zog die Schubladen auf, blätterte durch alte Briefe von Freunden, deren Namen mir nichts mehr sagten, fand Urkunden, kleine Pokale, die Bilder, die ich als Kind gemalt hatte. Meine Mutter hatte jede Zeichnung aufgehoben, säuberlich hinten draufgeschrieben, *Jonas, 3 Jahre*, oder *Jonas malt eine Wiese, 1978*. Sollte ich sie alle mitnehmen? Ich hatte das Gefühl, sie ergaben nur an diesem Ort Sinn. Wenn ich sie aus ihrem Umfeld herausreißen und bei uns im neuen Haus in einen Karton stecken würde, hätten sie jeglichen Zauber verloren. Sie gehörten hierher an diesen Ort, und das Wissen, dass sie hier waren, obwohl ich sie seit dreißig Jahren nicht angerührt hatte, das Gefühl, dass ich jederzeit die *Möglichkeit* hatte, hierherzukommen und diese Schubladen aufzuziehen, bedeutete Heimat. Aber sie in einen Container verschwinden sehen wollte ich auch nicht, also packte ich alles auf einen großen Stapel.

Ich blätterte meine Schulhefter durch, raue, abgegriffene Kartonagen, auf denen mit einer ungelenken Handschrift »Mathe 7a« oder »Deutsch 8a« stand. Matheaufgaben, die ich heute nicht mehr verstand, Deutschaufsätze, die mir ein

Lächeln abrangen. Staubiger Geruch nach Schule. Zwischendurch ging ich immer mal wieder hinüber zu meiner Mutter, die im Wohnzimmer packte, zeigte ihr dieses und jenes, wir lachten, tauschten Erinnerungen aus oder überlegten, ob Ruben das noch gebrauchen könnte. Gegen Mittag machte meine Mutter einen kleinen Imbiss, Kartoffelsalat mit warmen Würstchen aus dem Glas. Ich aß wenig, wollte meinen Magen noch schonen, aber es tat gut, sich versorgt zu fühlen, hier an diesem Ort ein letztes Mal die Rolle des Kindes einzunehmen.

Nach dem Essen schlug meine Mutter vor, noch einmal einen Spaziergang zur Garage zu machen, für die sie immer noch Miete zahlte, obwohl seit Jahren kein Wagen mehr darin stand. Auf dem Weg fragte ich sie nach Wolfgang. Er sei Rentner, sagte sie, habe als Kundenberater gearbeitet, reise gern, so wie sie. Kennengelernt hatten sie sich über ihre Fahrradgruppe. Viel mehr war aus ihr nicht herauszukriegen, viel mehr gab es vermutlich auch noch nicht zu erzählen. Oder es spielte keine Rolle mehr. Einen Moment war ich in Versuchung, meine Mutter nach den fünfundzwanzigtausend Euro zu fragen, aber nach kurzem Überlegen nahm ich davon Abstand. Sie hatte selbst nur eine schmale Rente, und das bisschen Ersparte würde sie brauchen, um die kommende Zeit mit Wolfgang zu gestalten. Stattdessen erzählte ich ihr, dass sie aller Voraussicht nach ein weiteres Mal Oma werden würde. Sie war freudig aufgeregt und gratulierte mir. Ich freute mich, dass sie sich freute, es war jedes Mal wieder, wenn man den Eltern diese Nachricht überbrachte, als hätte man einen Auftrag erfüllt, eine Leistung vollbracht, auf die die Eltern stolz sein konnten. Aber ganz so ungeteilt konnte ich die Freude nicht empfinden. Ich gestand ihr, dass ich nicht wisse, wie wir das alles schaffen sollten. Wir seien häufig am Rande der Überforderung.

»Ihr kriegt das schon hin«, sagte sie, und es klang in meinen Ohren etwas leichtfertig, als hätte sie vergessen, wie es früher bei uns gewesen war. »Das geht alles vorbei, schneller, als du denkst. Später fragst du dich, wo die Zeit geblieben ist.«

Mit dem Abstand von dreißig Jahren mochte das so wirken, ob sie es damals auch so empfunden hatte, wagte ich zu bezweifeln. »Na ja, bei uns lief ja früher auch nicht alles optimal«, merkte ich an.

Die Garagenreihe lag draußen am Stadtrand und war über einen holprigen Sandweg zu erreichen. Noch immer standen hier die riesigen Bewässerungsanlagen auf den Feldern, um die sich früher immer unsere Fantasien rankten – sie erschienen uns wie Stationen der Außerirdischen –, meterhohe Eisenräder, dazwischen weite Bögen, die sich über die Felder spannten und aus denen in heißen Sommern die pulsierenden Rasensprenger riesige Radien bewässerten.

Sie reichte mir den Schlüsselbund – mein Vater hatte die Garage dreifach gesichert –, ich drehte die angerosteten Schlüssel im Schloss und ruckelte an der Tür, bis sie aufsprang. Hinten in der Ecke lagerte ein Stapel alter Winterreifen, ein Paar Alu-Felgen, Teile einer alten Simson, rechts standen zwei Kommoden, die den Raum derart verengten, dass man den Wagen immer zentimetergenau hineinrangieren musste, nachdem alle Beifahrer bereits draußen ausgestiegen waren. Mein Vater hat mir das später, selbst als ich schon jahrelang den Führerschein hatte, nie zugetraut. Bis zuletzt wechselten wir vor der Garage den Platz, und er lenkte den Wagen in die Garage hinein.

»Weil dein Vater nie da war.«

»Hm?« Ich war mit den Gedanken schon ganz woanders.

»Ich war ja fast immer allein mit euch.«

Ich stimmte ihr zu. Ich habe nie wirklich eine Antwort darauf gefunden, wovor mein Vater eigentlich immer geflohen ist. Vor der Enge zu Hause? Vor uns Kindern? Vor meiner Mutter? Ich sog tief den Geruch nach Gummi, alten Decken, Benzin und Öl ein, bückte mich hinunter zu ein paar Eimern und schaute sie durch, Schraubenzieher, Messer, Feilen, alles hineingeworfen, halb verrostet, teils ohne Griffe, alte Formen, wie man sie heute gar nicht mehr benötigt. Während ich nach noch halbwegs brauchbaren Werkzeugen wühlte, musste ich an Rathgen denken und fragte mich, was er wohl gerade machte, an einem solchen Sonntagnachmittag. Vielleicht entschied er gerade über meine Zukunft. Als Kind hätte ich mir nicht träumen lassen, dass ich mal mit solchen Leuten zu tun haben würde. Gehörte ich überhaupt dorthin? Gehörte ich nicht hierher, in diese alte Garage im Osten? Vielleicht hatte ich zu viel gewollt. Wollte Teil von etwas sein, das mir gar nicht zustand. Ich verscheuchte den Gedanken, sammelte alles halbwegs Brauchbare in einen Eimer und stellte ihn vor die Garage, um ihn gleich auf dem Nachhauseweg abzuholen. Meine Mutter stand etwas beleidigt am Rand, vielleicht hatte sie meine Bemerkung als Generalkritik an ihrer Erziehung verstanden, an ihrem Bemühen, die Familie so lange wie möglich zusammenzuhalten.

»Na ja, man hat ja auch nicht alles richtig gemacht«, sagte sie leise, mit Bedauern in der Stimme. Sie atmete tief durch. Es fiel ihr schwer, darüber zu sprechen. »Ich hoffe, ihr versteht das. Aber es ging halt nicht mehr. Es ging einfach nicht mehr. Es wurde immer schlimmer.«

»Ist schon in Ordnung, Mama. Wir haben es verkraftet.«

Ich warf einen Blick in die Kommoden, eine alte Feldflasche, ein dunkelgrüner Metallkanister mit Resten, Zigarrenkisten voller rostiger Nägel, Unterlegscheiben und Muttern, ein schwerer Schraubstock. Ich hob den Schraubstock auf den Boden, nahm die Flasche für Jeremias mit, zum Spielen, aber mehr Dinge wollte ich nicht. Wir hatten mehr als genug Dinge. Diese hier hatten nur dadurch einen Wert, dass sie eine Erinnerung mit sich trugen.

»Jonas ..., was ich euch damals nicht erzählt habe ,... ähm, er hat mich betrogen. Wer weiß, was da alles mit anderen Frauen lief.«

Ich war überrascht. Es war befremdlich, solche Worte aus dem Mund meiner Mutter zu hören. Mein Vater? Ich suchte in meinen Erinnerungen nach Indizien, ein fremder Geruch, eine Andeutung. Klar, Streit hatte es ständig gegeben. Aber so richtig vorstellen konnte ich es mir nicht. Mein Vater hatte meine Mutter geliebt, bis zuletzt, da war ich mir sicher. Oder sollte diese Liebe am Ende nur aus einem Schuldgefühl bestanden haben? Plötzlich sah ich Jeremias in vierzig Jahren in unserem Carport stehen, in alten Kisten wühlen, in denen er vielleicht noch einen Schraubendreher meines Vaters finden würde, und Birte würde ihm von meiner Affäre mit Frieda erzählen. Ich war erschrocken darüber, wie sehr wir unserer eigenen Geschichte ausgeliefert waren.

»Meinst du wirklich?«

»Doch, glaub mir. Eine Arbeitskollegin von mir hat ihn gesehen.«

Ich weiß nicht, warum ich trotzdem an ihrer Darstellung zweifelte. Vielleicht weil ich mich in meiner Lage mit meinem Vater gemein machte. Vielleicht, um das letzte, versöhnliche Bild meines Vaters nicht wieder infrage zu stellen, vielleicht hatte ich aber auch Angst davor, in das hässliche Gesicht der Zerstörung einer Familie zu blicken. Ich beließ es dabei. Murmelte etwas von alten Geschichten, die sich jetzt auch nicht mehr gutmachen ließen. Irgendwie war mir das Gespräch unangenehm. Ich schaute auf die Uhr, es war bald vier.

»Ich glaube, ich bin jetzt hier fertig.«

Ich drückte meine Mutter, sagte, wie schön es gewesen sei, noch einmal alles durchzuschauen, sich gemeinsam zu erinnern, die alten Wege abzugehen. Ich lud sie und Wolfgang ein, uns mal zu besuchen. Nachdem ich sie wieder nach Hause gebracht und eine Kiste von oben heruntergeschleppt hatte, fuhr ich noch einmal zur Garage und wuchtete den Schraubstock und den schweren Eimer mit den Eisenwerkzeugen in den Kofferraum, auch wenn ich das alles vermutlich nie brauchen würde. Eine Weile stand ich noch dort am Feld und schaute Richtung Westen. Das Land war hier so weit, dass man meinte, die Erdkrümmung vom Boden aus wahrnehmen zu können. Darüber spannte sich ein Abendhimmel, der von Gelb und Orange über Türkis, Kobaltblau bis zu einem dunklen Preußischblau jede Farbe dieser Welt zu enthalten schien. Die Wolken davor hoben sich dunkel vom Himmel ab. Dieses Gebüsch dort hinten war mein Fluchtpunkt gewesen. Ich nutzte jede Möglichkeit, um hierherzukommen, log mich aus dem Haus, lag rücklings auf dem Feld, stierte in den Himmel und träumte mich in eine andere Welt. Ab und zu durchquerte ein Flugzeug mein Blickfeld, ich heftete meine Fantasie daran und schickte sie mit auf die Reise.

Als ich am Abend zu Hause ankam, schliefen die Kinder schon. Birte saß im Wohnzimmer und las. Ich berichtete ihr ausführlich von dem Tag, und als ich kurz vor dem Schlafen noch mal meine Mails checkte, hatte ich einen Terminvorschlag von Rathgen im Posteingang.

15

Das Notarbüro lag in einer ruhigen Seitenstraße in Barmbek. Ich drückte meinen Daumen auf den Klingelknopf aus Messing, kurz darauf summte es, und ich eilte die Treppe hinauf. Es roch neu, nach Farbe oder Reinigungsmittel, die Stufen waren aus hellem Granit, der Handlauf aus Edelstahl. Ich trat in die Kanzlei und wurde von der Sekretärin in einen quadratischen Besprechungsraum geführt, in dessen Mitte ein quadratischer Glastisch stand, um den herum zwölf rote, quadratische Ledersessel positioniert waren, drei an jeder Seite des Tisches, ausgerichtet wie an einer Richtschnur und flankiert von Stehlampen aus Chrom. Der Besprechungsraum wirkte wie eine Nachtbar am Tage, ein aufgeräumter Raum, der zu verbergen versucht, was hier wenige Stunden zuvor stattgefunden hat. Alles an diesem Raum war quadratisch, das einzig Runde war eine überdimensionale Kaffeemaschine, deren Wassertanks violett und rosa leuchteten. Es dauerte einen Moment, bis ich bemerkte, dass die Farben wechselten. Eine Kaffeemaschine mit Lightshow. Der Raum befand sich im ersten Stock, sodass man den über den Platz eilenden Menschen gerade so auf den Scheitel blicken konnte, die Fenster waren durch Metallgitter in Hüfthöhe geschützt. Toni saß schon in einem der Sessel. Er grinste mich schief an.

»Na. Alles gut?«, fragte ich.

»Unbedingt.«

Wir umarmten uns flüchtig und klopften uns auf den Rücken.

»Wo ist Herr Rathgen?«

»Kopiert noch was.«

Ich setzte mich. Das Kunstleder quietschte, als ich mich darin bewegte, vorsichtig legte ich die Hände auf die eckigen Seitenlehnen und versuchte, mich bequem hinzusetzen, doch im Kreuz blieb immer ein Hohlraum. Entweder musste man den Rücken durchhängen lassen, was ein wenig flegelhaft oder fläzig aussah, oder man rückte mit dem Lendenbereich nach hinten gegen die Lehne, dann saß man wie Lincoln auf seinem Thron, aufrecht und streberhaft. Diese Sessel machten es einem unmöglich, entspannt und natürlich darin zu sitzen. Vielleicht war genau das ihr Zweck.

Rathgen kam mit einem Packen Papier unter dem Arm ins Zimmer. Er warf alles auf den Tisch und begrüßte mich.

»Kaffee?«, fragte er. »Bedienen Sie sich. Ich bin sofort für Sie da.« Er verschwand wieder im Nebenraum.

Ich nahm mir eine dickwandige Porzellantasse und stellte sie auf den Edelstahlrost. Die Wassertanks leuchteten geheimnisvoll wie Tiefseequallen, ein pulsierendes Licht mit nahezu hypnotischer Wirkung. Vermutlich tranken die Leute allein wegen dieses Lichts doppelt so viel Kaffee und verbrauchten doppelt so viele von diesen unsinnigen Kapseln. Ich zog eine flache Schublade auf, in der fein sortiert in Reihen glänzende Kaffeekapseln lagen. Lungo, Dharkan oder Volluto und ungefähr ein Dutzend weiterer Sorten mit exotischen Namen. Ich hatte keine Ahnung, worin sie sich unterschieden, nahm eine in die Hand, roch am Deckel, nichts. Schließlich nahm ich eine leuchtend blaue Kapsel mit dem Namen Vivalto Lungo und steckte sie in den dafür vorgesehenen Schlitz. Die Maschine zog die Kapsel mit dem Surren eines kleinen Elektromotors ein, im Innern arbeitete etwas, quetschend, stöhnend, ein grünes Licht blinkte, die anderen leuchteten weiß, die Maschine baute Druck auf und presste endlich mit einem tiefen Brummen eine hellbraune Crema in die Tasse. Ich schaute dabei zu, wie der Pegel langsam stieg, wie sich die braune Flüssigkeit die Innenwand hinaufarbeitete, und mit dem Geruch des Kaffees, der mir in die Nase stieg, überschwemmte mich ein Hochgefühl. Endlich angekommen sein. Es geschafft haben. Jetzt gehörte ich nicht mehr zu den vielen, die nur davon träumten, sondern zu den wenigen, für die das alles Realität wurde. Die Dinge griffen ineinander, ein großer Masterplan ging endlich auf. Es war das befriedigende Gefühl von Selbstwirksamkeit, die Gewissheit, dass man den Dingen eben doch eine Richtung geben konnte, auch wenn es jahrelang so ausgesehen hatte, als könne man nur reagieren. Ich hatte das alles hier begonnen, aufgebaut, gesteuert. Ich war Risiken eingegangen, hatte jahrelang an einer Vision gearbeitet, der das Visionäre oft genug abhandengekommen war, und hatte zuletzt mit einer gefälschten Bürgschaft einen Kredit beantragt – der, wie mir siedend heiß wieder einfiel, immer noch nicht auf meinem Konto eingegangen war. Das Ganze kam mir vor wie ein Dauerlauf, bei dem ich mitten auf der Strecke ausscheren musste in den Wald, einen Umweg nehmen, und auf dem Umweg wieder einen Umweg, und auf dem Umweg des Umwegs hatte ich wiederum mehrmals abbiegen müssen, sodass ich häufig nicht mehr wusste, wo eigentlich das Ziel lag. Doch jetzt war ich wieder eingebogen auf die Bahn, ich stand kurz vor dem Schlussspurt. Wir würden wachsen, wir würden *Joinvision* groß machen, vielleicht international, wir würden uns nach und nach andere Bereiche erobern. Das war der Anfang von etwas Großem, und ich war das Zentrum des Ganzen. Je weiter der Kaffee in der Tasse hinaufstieg, umso größer wurde meine Euphorie, sie wurde so groß, dass ich mich selbst bremsen musste. Euphorie war gefährlich. Euphorie war ein Flächenbrand, der den Blick auf die Umgebung vernebelte. Aus dem Gefühl der Niedergeschlagenheit entstand Hoffnung, aus dem Gefühl der Großartigkeit entstand nichts. Die größte Herausforderung, dachte ich, liegt nicht in der Arbeit, diese war nur, wie jede Arbeit, eine endlose Abfolge von in kleinste Einzelteile zerlegten komplexen Prozessen, sondern darin, seine Emotionen zu kontrollieren.

Die Kaffeemaschine hörte auf, sich zu quälen, und beendete ihre Mechanik mit einer Reihe würgender Laute. Ich nahm die Tasse vom Edelstahlrost. Der Kaffee hatte eine perfekte Crema, so perfekt, dass ich fast zögerte, Milch hineinzukippen. Ich knibbelte den Aludeckel von einem Kondensmilchpäckchen, das dicke Weiß wurde vom Kaffee verschluckt. Ich rührte um und setzte die Tasse an die Lippen. Er war heiß und bitter, und ich dachte, dass ich noch eine halbe Stunde davon entfernt war, meine Unterschrift unter einen Vertrag zu setzen, der mein Leben für immer verändern würde.

Rathgen erschien wieder, und ich setzte mich zurück in meinen Sessel.

»Wie geht es Ihnen?«

»Sehr gut«, sagte ich. »Wir sind nominiert für den Förderpreis Hanse-Start-up.« Ich hatte mir das extra für diesen Moment aufgehoben, ein kleiner Triumph für den Anfang.

»Geschäftsmodell Förderpreise, oder wie?« Er lachte. »Nein, sehr schön.«

Er setzte sich in einen der Sessel, stützte die Ellenbogen auf die Lehnen und verschränkte die Finger ineinander. Bei ihm sah es gar nicht flegelhaft aus. Wie stellte er es an, in diesen Sesseln so seriös zu wirken? Ich setzte die Tasse auf meinem Knie ab, es dauerte einen Moment, bis die Wärme durch die Jeans hindurch auf meiner Haut ankam. Wir plauderten kurz über einen Zwischenfall, der in einigen Fachblogs für Aufsehen gesorgt und zu einer Rüge des Presserats geführt hatte. Einer unserer Publisher hatte hinter unserer Paywall *fake news* versteckt. Er hatte den Text angeteasert, Spannung aufgebaut, die Leute bezahlen lassen und sie dann zu einer Falschmeldung über einen Terroranschlag geführt, den es nie gegeben hatte. Wir diskutierten kurz, wie man mit solchen Fällen umgehen sollte. Ich argumentierte, dass wir nicht für die Inhalte verantwortlich seien, sondern nur die Infrastruktur böten, aber wir einigten uns darauf, den Nutzer zu verwarnen und unsere Community-Richtlinien zu überarbeiten.

»Kommen wir zur Sache«, sagte Rathgen dann, »der Notar kommt in einer halben Stunde.«

Wir hatten uns im Vorfeld in einer Telefonkonferenz bereits über einige Eckpunkte des Gesellschaftervertrages verständigt. Rathgen hatte noch einmal sein Portfolio vorgestellt, hatte Ideen eingebracht, welche Bereiche von Joinvision wir an seine Holding ausgliedern könnten, und ich war heilfroh, die Buchhaltung und die Steuergeschichten künftig an seine Profis abgeben zu können. Er umriss kurz, wie er Joinvision in sein Portfolio eingliedern wolle, wobei er durchblicken ließ, dass für ihn vor allem unsere selbst entwickelte Bezahlplattform von Interesse sei und er die Software auch gut für andere Produkte einsetzen könne. Er forderte, dass wir zügig eine englische Version unserer Website erstellen, unser Geschäftsmodell ausweiten und für jeden verfügbar machen sollten, der im Netz Inhalte erzeuge. Wir müssten das Ganze jetzt skalieren. Ungefähr jedes zweite Wort bei Gesprächen mit Gründern oder Investoren lautete »skalieren«. Dieses Wort trieb jedem Investor das Leuchten die Augen. Ich war so weit mit allem einverstanden, war mir nur nicht ganz sicher, inwieweit wir unsere Quellcodes wirklich sofort für seine anderen Unternehmen zur Verfügung stellen sollten. Aber natürlich verfolgte er mit uns seine eigenen Interessen, was hatte ich erwartet.

Im Vorfeld hatten wir auch über die Struktur der Gesellschaft gesprochen, eine GmbH mit gleich verteilten Geschäftsanteilen, jedem sollte genau ein Drittel gehören. Jetzt ging es um die zentrale Frage der Beschlussfähigkeit. Rathgen schlug vor, dass die Gesellschaft mit zwei Dritteln der Stimmen beschlussfähig sei. Ich spielte im Kopf alle Optionen durch. Ich und Toni als Gründer könnten bei wichtigen Entscheidungen Rathgen überstimmen. Wir waren ein eingespieltes Team, das könnte von Vorteil sein, sollte sich etwa herausstellen, dass Rathgen mehr sein ganzes Portfolio als unser Unternehmen im Blick hätte. Ich und Rathgen wiederum könnten Toni überstimmen. Es gab Situationen, in denen hätte ich Toni gern überstimmt, aber im Großen und Ganzen schien mir das nicht relevant zu sein, dafür hielt sich Toni zu sehr raus. Rathgen und Toni könnten ihrerseits nun auch mich überstimmen. Das schien mir allerdings ein riskantes Szenario.

Nein. Das sei mir nicht recht, sagte ich.

»Einstimmigkeit blockiert. Glauben Sie mir. Schauen Sie sich die EU an.«

»Das verstehe ich. Das Risiko ist mir trotzdem zu hoch.«

Er war professionell genug, sich davon nicht aus der Bahn

werfen zu lassen. »Gut. Dann sagen wir, siebzig Prozent des anwesenden Stimmkapitals sind beschlussfähig.«

Wir hatten zwar im Vorfeld über diese Dinge gesprochen, aber nicht so im Detail. Er hatte am Telefon dann Sätze gesagt wie »Da nehmen wir das Übliche« oder »Wir haben da Musterverträge«. Das Problem war, dass ich nicht wusste, was das Übliche war. In diesem Moment wurde mir klar, dass ich einen Fehler gemacht hatte. Ich hatte ihm zu sehr vertraut. Ich war so geblendet von dem Investment, dass ich nicht mehr hinterfragt hatte, wie genau das alles aussehen würde. Ich hatte mich durch die besprochene Drittelung in Sicherheit gewogen, ich hatte gedacht, das würde schon irgendwie alles laufen. Ich war zu schlecht vorbereitet. Und noch etwas wurde mir klar: Am Anfang meiner Laufbahn hatte ich mich vor allem mit Inhalten beschäftigt, ich hatte als Redakteur selbst Artikel geschrieben. Dann gründete ich Joinvision und begann, mich mit der Struktur des Unternehmens zu beschäftigen, den Inhalten einen neuen Rahmen zu geben, sie verfügbar und bezahlbar zu machen. Jetzt ging es um die Struktur der Struktur, und erst hier fing man an, richtig Geld zu verdienen. Das war eine eigene Profession, und Rathgen machte vermutlich seit Jahren nichts anderes, als solche Gesellschaften zu gründen und wieder aufzulösen. Er beschäftigte sich ausschließlich mit der Struktur von Unternehmen. Und die kleinen Inhaltearbeiter, ganz unten verdienten einen Scheißdreck.

Im Raum war es still. Toni schien das seltsamerweise nicht umzutreiben. Er schwieg. Die siebzig Prozent machten mich allerdings stutzig. Warum ausgerechnet siebzig? Das machte keinen Sinn, denn das hieß im Endeffekt doch Einstimmigkeit. Ich musste an das Telefonat mit Toni denken, als er mir für dreieinhalb Prozent meiner Anteile fünfundzwanzigtausend bot. 66,66 plus 3,5 waren 70,16. Wussten die beiden etwas, was ich nicht wusste? Hatten sie hinter meinem Rücken doch schon miteinander gesprochen? Hatte Toni genau das kommen sehen und sich eine strategische Mehrheit am Unternehmen sichern wollen?

Ich kippte den Rest meines Kaffees hinunter. Was sollte ich tun? Mir blieb nichts anderes übrig, als mir vorzunehmen, niemals mehr als drei Prozent meiner Anteile abzugeben, und sagte Ja.

Rathgen machte sich Notizen.

»Sie bleiben natürlich Geschäftsführer in allen operativen Belangen. Wir wollen Ihnen da nicht ins Tagesgeschäft hineinreden. Hier geht es nur um grundsätzliche Fragen die Gesellschaft betreffend.«

Ich handelte ein ordentliches Gehalt für mich aus, wir beschlossen, fünfzigtausend in die IT zu investieren, neue Computer, einen neuen Server. Ich würde gleich am nächsten Tag Stellenausschreibungen für zwei weitere Programmierer lancieren, die ungefähr so leicht zu finden waren wie eine günstige Altbauwohnung in Hamburg, und er setzte eine Frist von einer Woche, bis zu der wir unsere Einlagen von je 25.000 auf das Geschäftskonto einzuzahlen hatten. Ich hoffte inständig, dass das Geld von Auxmoney bis dahin auf meinem Konto eingegangen sein würde, andernfalls hätte ich ein echtes Problem. Abschließend ging es um das Thema Vesting, also um Ausstiegsklauseln, auf die Rathgen allerdings keinen allzu großen Wert legte. Für ihn sei es ein Investment, das langfristig angelegt sei, aber jeder habe zu jeder Zeit die Möglichkeit auszusteigen.

Der Notar klopfte an die Tür. »Guten Tag.« Er war ein blasser Typ mit Narben in seinem länglichen Gesicht und einem ältlichen Anzug und suchte sich einen Platz an der vierten Seite des Tisches.

»Grüß dich.« Rathgen gab ihm die Hand, und sie nickten sich zu. Sie schienen das am laufenden Band zu machen. Der Notar setzte sich und leierte den Vertrag runter, an den entsprechenden Stellen ergänzten wir das soeben Besprochene, und er machte sich Notizen. Am Ende unterschrieb ich mit einem dicken, silbernen Stift und hatte das Gefühl, einem komplizierten Versicherungsvertrag zuzustimmen, bei dem mir der Makler versichert hatte, dass alles zu meinem Vorteil sei.

Toni musste los, er hatte noch einen anderen Termin. Ich stellte meine Tasse noch einmal in die Maschine, die Wassertanks leuchteten sphärisch blau und grün, und drückte auf die Taste.

»Freut mich«, sagte Rathgen, »dass wir jetzt Partner sind.«

»Mich auch«, sagte ich.

»Übrigens – vielleicht sollten Sie bei Gelegenheit das Binnenverhältnis zu Ihrem Kollegen klären.«

»Wieso? Was meinen Sie?«

»Ich hatte ein wenig Gefühl, dass er Ihnen nicht ganz zutraut, das Unternehmen in die Gewinnzone zu führen.«

»So. Hat er das gesagt?«

»Nicht direkt. Aber er hat gewisse Differenzen angedeutet.«

»Das lässt sich sicher klären.«

Die Maschine würgte, der Kaffee war durchgelaufen und dampfte. Und plötzlich kam mir die Tasse riesig vor. Wie sollte ich jetzt diese Menge Kaffe hinunterspülen?

16

Der ICE bremste, Metall auf Metall, als würde eine Gabel sehr laut über einen Teller quietschen. Ein Mädchen presste ihre Hände auf die Ohren, ihre Ellenbogen standen spitz vom Kopf ab, dabei verzog sie das Gesicht, sodass es für einen Moment so wirkte, als käme das Kreischen von ihr und nicht von dem Zug. Ich biss mir mit dem oberen und dem unteren Eckzahn auf die Zunge und drückte die Kiefer zusammen, bis es schmerzte. Das war etwas, was ich immer tat, wenn ich angespannt war, wenn ich das Gefühl hatte, die gegenläufigen Kräfte in mir nicht mehr beherrschen zu können. Es beruhigte mich. Ich biss wieder zu, bis der Schmerz von der Zunge hinunterzuckte ins Bein. Er war ein Ableiter für mein schlechtes Gewissen. Ich bestrafte mich selbst für mein Verhalten. Ich tat etwas Verbotenes, und dafür musste ich leiden.

Der Zug blieb mit einem letzten Ruck stehen, die Türen öffneten sich, Menschen wuchteten zuerst ihre Koffer, dann das eine Bein, dann das andere Bein hinaus. Die Traube der Wartenden öffnete sich zu einer Gasse, die den Aussteigenden aber zu schmal war. Mit der Überheblichkeit derer, die sich im Recht fühlen, drängten sie in die Menge der Wartenden hinein, stießen ihre Koffer *aus Versehen* gegen das eine oder andere Knie, um sich mehr Platz zu verschaffen, und warfen empörte Blicke um sich. Ich trat einen Schritt zurück und versuchte, so zu tun, als wolle ich gar nicht in den Zug hinein. Doch da klebte etwas Unabwaschbares an mir, und obwohl ich ganz hinten stand, hatte ich das Gefühl, ich würde alle Blicke auf mich zu lenken. Ich biss mir noch einmal auf die Zunge, als ich, als Letzter, den Haltegriff umfasste und mich in den Wagen hineinzog.

Zum Glück ergatterte ich noch einen Einzelsitz, sodass ich niemandem ins Gesicht schauen musste, sondern nur die graue Lehne vor mir hatte. Der Zug ruckte an und fuhr los. Auf dem Bahnsteig spielten sich die üblichen Dramen von Abschied und Wiedersehen, von Eile und Langeweile ab, und ich fragte mich, was Birte wohl jetzt gerade, gegen zehn Uhr, machte. Vermutlich hatte sie sich einen Kräutertee aufgesetzt, hockte auf dem Boden im Wohnzimmer und sortierte Babysachen. Seitdem die Schwangerschaft Gewissheit geworden war – sie hatte vor einiger Zeit einen zweiten Test gemacht –, hatte sie sich verändert. Sie war weicher geworden. Und betriebsamer. Ihr Blick richtete sich nur noch auf das, was mit dem Kind zu tun hatte, alles andere rückte zunehmend an den Rand, ihre berufliche Krise, ihre Idee vom Blog, das Haus, ich. Sie holte Kleidung vom Dachboden, die wir in großen Kisten verstaut hatten, mit der Absicht, sie eines Tages auf dem Flohmarkt zu verkaufen. Jetzt sagte sie Sätze wie: »Weißt du noch, den hat schon Sophie getragen« oder »Hätte ich nie gedacht, dass wir das noch mal brauchen«, hob einen verwaschenen Body in Größe 56 in die Höhe, von dem man sich kaum vorstellen konnte, dass er je einem menschlichen Wesen gepasst haben könnte, und schaute ihn ganz verliebt an. Sie suchte im Keller das Beistellbettchen, das ich, wie mir dann einfiel, mit ihrem Einverständnis zum Sperrmüll gegeben hatte. Als sie es nicht fand, warf sie mir vor, es ohne ihre Zustimmung entsorgt zu haben. Ich war mir sicher, sie gefragt zu haben, aber sie beharrte auf ihrem Vorwurf. Daraus entstand ein unverhältnismäßig heftiger Streit, aus dem ich mich irgendwann genervt zurückzog. Ich hatte zunehmend das Gefühl, nur noch ein Spielball ihrer emotionalen Berg- und Talfahrt zu sein. Dabei plagten mich ganz andere Sorgen. Zwar hatte Auxmoney mir den Kredit zugesichert, aber das Geld immer noch nicht überwiesen. Mir blieben noch drei Tage, um den geforderten Betrag auf das Geschäftskonto zu transferieren. Kaum auszudenken, wie ich dastehen würde, wenn das Geld nicht rechtzeitig käme.

Der Zug ruckelte, wurde langsamer, hielt auf offener Strecke.

Ich wusste, dass es idiotisch war, in dieser Situation zu Frieda zu fahren. Warum tat ich es trotzdem? Die ganze Fahrt über versuchte ich, es vor mir zu rechtfertigen. Die Härte der letzten Zeit. Nur noch das eine Mal. Und bei aller Gemeinschaft, die durch das dritte Kind in unserer Familie entstand, fühlte ich mich Birte nicht mehr wirklich nahe. Wir lebten nebeneinander her, jeder in seiner eigenen Welt. Natürlich war ich zum Teil selbst schuld daran, ich hätte sie von vornherein in diese Geschichte mit dem Kredit einweihen sollen. Andererseits war ich jetzt froh, es nicht getan zu haben, denn dann hätten sich ihre Anspannung und Nervosität ins Unerträgliche gesteigert. Auf diese Weise hielt ich immerhin den Druck von ihr fern.

Mit Frieda hatte ich jemanden, so hoffte ich zumindest, der mich nicht in einer der vielen Rollen sah, in denen ich steckte, nicht als Vater, nicht als Unternehmer, nicht als Objekt eigener Interessen, sondern einfach nur mich als Mensch. Ich hatte eine riesige Sehnsucht nach ihr. Ich hatte Sehnsucht danach, aus diesem ganzen Irrsinn auszusteigen, und wenn es nur für ein paar Stunden war.

Der eigentliche Anlass meines Berlinbesuchs war allerdings ein anderer. Völlig überraschend hatte sich vor einigen Tagen ein gewisser Jörgen Modin gemeldet. Er behauptete, dass wir uns vor einigen Wochen im Zug nach Berlin kennengelernt hätten. Er habe auf der Tagung meinen Pitch gesehen und sei begeistert gewesen. Es dauerte eine Weile, bis es bei mir klick machte. Der Dicke im Zug! Der Mann vom Springer-Konzern. O Gott. War ich nicht ziemlich abweisend ihm gegenüber gewesen? Wie hatte ich mich verhalten? Ich ließ die Szene in meinem Kopf Revue passieren, und rückwirkend fand ich mein Verhalten noch unfreundlicher. Aber er schien es nicht so wahrgenommen zu haben. Er sagte, es habe ein wenig gedauert, bis er intern weitergekommen sei, aber dass wir aktuell für den Förderpreis Hanse-Start-up nominiert seien, habe ihm noch mal das entscheidende Argument geliefert, mit uns ins Gespräch zu kommen. Springer betrieb in Berlin und in San Francisco jeweils einen Start-up-Accelerator, in denen Hunderte kleine und mittlere Start-ups beheimatet waren. Ich hatte ihm erst mal nichts von Rathgen erzählt, sondern war auf sein Angebot eingegangen, uns zu einem Gespräch zu treffen. Fast ärgerte ich mich. Wäre der Anruf ein paar Tage früher gekommen, wäre ich Rathgen gegenüber in einer völlig anderen Verhandlungsposition gewesen. Trotzdem konnte es nicht schaden, sich anzuhören, was sie zu sagen hatten. Vielleicht wäre er ein wichtiger Kontakt oder gar ein neuer Partner.

Der Zug fuhr langsam wieder an. Ich klappte meinen Laptop auf und arbeitete. Ab und zu blickte ich aus dem Fenster, aber je näher ich Berlin kam, umso weniger konnte ich mich konzentrieren. Ich stellte mir Frieda vor. Ihr Gesicht, ihren Körper, ihre Aussprache. Je genauer ich sie mir vorzustellen versuchte, umso mehr verschwamm das Bild von ihr. Ich schaute mir noch einmal, wie gelegentlich in den letzten Wochen, das Bild auf ihrer Website an, auf dem sie so ganz anders aussah: professionell, ordentlich, lächelnd. Kurz vor Spandau packte ich meine Sachen zusammen und ging nach vorn zur Tür, wo ich, leicht gebückt, die langsame Fahrt durch Berlin genoss.

Der Bahnsteig war brechend voll, und erst ganz am Ende des Gleises, als der Zug schon fast zum Stehen kam, rollte ich an ihr vorbei. Durch die verspiegelte Scheibe konnte Frieda mich unmöglich erkennen, sodass sie jetzt suchend das Gleis entlang in die andere Richtung blickte. Als sich die Tür öffnete, hatte ich das Gefühl, einen Prüfungsraum zu betreten, mein ganzer Brustkorb bebte. Ich näherte mich ihr von hinten, sie hatte ihre Haare zu einem Pferdeschwanz zusammengebunden, stand auf Zehenspitzen und versuchte, über die Köpfe der anderen hinwegzuschauen. Einen Moment kostete ich die Vorfreude noch aus, dann legte ich meine Arme um sie, drückte mein Gesicht in ihre Halsbeuge und sog ihren Geruch durch meine Nase ein. Die Erleichterung, dass sie da war, die Erleichterung, dass es sich gut anfühlte. Alle Anspannung fiel von mir ab, als hätte ich soeben eine Prüfung bestanden und wäre nun in die Freiheit danach entlassen. Wir pressten uns aneinander und ließen alles an uns vorüberziehen; unsere Welt war eine andere, langsamere. Es gab ein Zwischen-Uns und ein Außen, es gab unsere Körper, und es gab diese Menge an Menschen da draußen. Alles außerhalb von uns kam mir so profan vor.

Minuten später leerte sich der Bahnsteig, der Zug fuhr wieder an, wir lösten uns voneinander. Mit einem Arm schulterte ich meinen Rucksack, den anderen Arm legte ich um sie, eine

Geste, die sich albern anfühlte, so pubertär wie Händchenhalten, aber albern zu sein, hieß, frei zu sein. Oder verrückt. Oder beides. Wir setzten gleichzeitig unseren rechten Fuß auf die unterste Stufe der Rolltreppe, sie hob uns empor, höher und höher bis zur obersten Etage, wo wir uns einen freien Tisch im Coffee Fellows suchten und zwei Cappuccini bestellten. Ich schaute sie an und glich das Bild, das in den letzten Wochen in meiner Fantasie entstanden war, mit der Person ab, die mir gegenübersaß. Zwei Bilder lagen übereinander und passten nicht mehr so richtig zusammen. Es gab Verwischungen, Verschiebungen, Unsicherheiten. Hatte die Brille eine andere Farbe? Die Gläser schienen diesmal so dick. Darunter wirkten ihre stets halb geschlossenen Augen noch stärker vergrößert. Diese Masernnarben auf der Stirn, das vorstehende Kinn.

Ich schob meine Hände über ihre Hände und fragte: »Na, wie geht es dir?«, und sie sagte: »Gut. Und dir?« Ich sagte: »Auch gut.« Danach schwiegen wir.

Dabei gab es so viel zu erzählen, Unmengen gab es zu erzählen, die Schwangerschaft, der Tod meines Vaters, die Situation bei Joinvision, aber es fand nichts den Weg hinaus aus meinem Mund. Bei jedem Wort überlegte ich, ob es ihr zumutbar war oder nicht. Alles, was passiert war, war in *meiner* Welt passiert, und ich konnte mich nicht dazu durchringen, es auch zu einem Teil ihrer Welt werden zu lassen. Je länger das Schweigen anhielt, umso unsicherer wurde ich. Die Stille zwischen uns weitete sich aus, die Zeit dehnte sich. Wir schwiegen. Aber wir hatten ja unsere Körper, die wussten, was zu tun war. Unsere Hände schoben sich am Tischschmuck aus Plastik vorbei, verschränkten sich ineinander, meine Finger befühlten ihre Finger, ihre kurzen Fingernägel, an denen ich entlangfuhr wie an einer stumpfen Schneide. Hautfetzen standen vom Nagelbett ab, einer der Nägel war eingerissen, es gab winzige, hellrote Wunden. Ich ließ meinen Blick zur Uhr über der Theke schweifen. Halb eins. Hatte ich im Zug die Befürchtung, dass die Zeit mit Frieda vor meinem Termin bei Springer zu knapp werden könnte, war ich jetzt fast erleichtert, gleich einen Grund für den Aufbruch zu haben. Der Termin war für zwei Uhr angesetzt. Ich holte mir einen kleinen Salat, berichtete kurz, worum es bei dem Gespräch gehen würde, und machte mich dann auf den Weg zur S3.

Drei Stunden später klingelte ich bei ihr in der Gleimstraße, es summte, ich drückte die schwere Tür mit meinem Körper auf. Der Eingangsbereich war teilweise verspiegelt, die Wandbemalung altem Marmor nachempfunden, aber bei genauerem Hinsehen fiel auf, dass die Maserung mit einem dünnen Pinsel aufgetragen worden war. Ich fragte mich, warum ein Material vortäuschte, ein anderes zu sein, warum man einem Material nicht seine eigene Stofflichkeit ließ. Am Hinterausgang hingen zwei Reihen lasierter Holzbriefkästen, aus denen Pizzaflyer wie dreieckige Zungen herausleckten. Einige Flyer waren auf den Boden gefallen und lagen einer Schicht Herbstblätter gleich auf dem grauen Schnee kostenloser Wochenzeitungen. Die alten, mit Linoleum belegten Treppen knarzten, als ich mich in den vierten Stock hocharbeitete. Frieda stand hinter der Tür, halb versteckt, und schaute mich über ihre Brille hinweg an. Ich nahm sie in den Arm, sie schmiegte sich an mich, und wir verschwanden, uns gegenseitig ausziehend, in ihrem Schlafzimmer. Nacktheit im Halbdunkel eines Berliner Novembers, unsere Körper, die sich wieder aneinander erinnerten. Das Bett war kalt. Ihre schmalen Schultern, die flachen Brüste, der feste Bauch, der salzige Geschmack. Es war alles wieder da. Wir zogen die Decke über uns und hielten uns aneinander fest, wir hielten uns einfach eine sehr lange Zeit aneinander fest, als würde eine große Leerstelle endlich gefüllt, etwas, das seit Jahren vakant war, etwas, das wir so lange vermisst hatten, dass wir es schon vergessen hatten, und erst jetzt fiel uns auf, dass wir es vergessen hatten. Es war, als würde ich seit Langem wieder wirklich geliebt, nicht anerkannt, nicht gelobt, sondern geliebt als der Mensch, der ich war.

Als wir gut eine Stunde später, schlaftrunken und geblendet, in die Küche traten, war es kurz nach sechs. Wir hatten Hunger für drei. Frieda trug einen Slip und ein Unterhemd mit schmalen Trägern, beugte sich zu einer kleinen Stereoanlage und stellte eine Bossa-nova-Playlist an.

»Willst du ein Bier?«

»Klar.«

»Ich hab auch Rotwein.«

»Bier ist in Ordnung.«

Sie reichte mir eins aus dem Kühlschrank. Ich öffnete es mit einem Messer, was mir einen Seitenblick zwischen Bewunderung und Belustigung einbrachte, lehnte mich gegen das billige Furnier des Küchenschranks und schaute ihr dabei zu, wie sie mit Brettchen, Messer und Zwiebeln hantierte. In der Mitte des Brettchens war vom vielen Draufherumschneiden eine Kuhle entstanden, in die sie nun eine Zwiebel legte. Der wiegende Rhythmus des Bossa nova, der nasale portugiesische Gesang, die Wirkung des Alkohols auf leeren Magen, der Sex, all das katapultierte mich in eine andere Welt, eine Art Blase, die eine wohlige Distanz zur Welt herstellte und in der ich trotzdem alles gesteigert und intensiv erlebte.

»Du hast ja eine lustige Art, Zwiebeln zu schneiden.«

»Wieso?«

Sie schnitt die Zwiebeln nicht längs, sondern quer, was bisweilen umständlich und gefährlich aussah, weil sie häufiger mit dem Messer abrutschte. »Schon gut, sieht toll aus.«

Sie schob die Zwiebeln in die Pfanne, gab einen Schuss Sonnenblumenöl darüber, und kurz darauf mischten sich die Klänge der Musik mit dem feinen Prickeln spritzenden Öls und dem Geruch gebratener Zwiebeln; ich hatte Hunger, und ich hätte mich auf sie stürzen können, auf die Zwiebeln, auf Frieda, auf das nächste Bier, ich hatte plötzlich einen solchen Hunger nach Leben, nach mehr von solchen Abenden und Tagen, dass ich über eine Ausrede für Birte nachdachte, warum ich länger in Berlin bleiben müsste.

»Und was hattest du heute für einen Termin?«

Ich erzählte von Springer, dem großen Loft-Büro in Friedrichshain, dem gar nicht mehr so wurstigen, sondern plötzlich sehr smarten Herrn Modin und seinen jungen, nerdigen Kollegen mit den großen Brillen. Das Ganze war das Klischee einer Start-up-Welt – als könne man nur in gekalkten Fabrikhallen mit alten Ziegelmauern und gusseisernen Sprossenfenstern kreativ sein. Ich erzählte ihr die ganze Geschichte von Rathgen, dem Notarvertrag, dem Kredit, der immer noch nicht ausbezahlt worden war, und dass das alles manchmal ein Ritt auf der Rasierklinge sei.

Frieda holte eine Zucchini aus dem Gemüsefach, halbierte sie, klemmte die Hälfte zwischen Daumen und Zeigefinger der linken Hand, setzte mit der Rechten das Messer an und schnitt sie in Streifen. Ich erzählte, dass Herr Modin Interesse an einem Einstieg in unsere Firma bekundet habe und dass er eigentlich der bessere Partner als Rathgen gewesen wäre. Auch ihn interessierte vor allem unsere Bezahlfunktion, aber sie waren viel näher dran am Thema Journalismus, sie hatten Hunderte Start-ups und Magazine, bei denen wir unsere Tools sofort hätten implementieren können.

Die Küche war eng und schlauchartig, kaum zwei Meter breit. Ich lehnte, immer noch in Boxershorts, schräg gegen den Küchenschrank und berührte mit meinen Füßen schon fast die Wand gegenüber. Frieda stellte einen Topf in das zerkratzte Edelstahlbecken und drehte den Wasserhahn auf. Das Silikon an der Spüle war brüchig, es sickerte bestimmt Wasser dahinter. Vielleicht war die Wand hinter dem Schrank schon verschimmelt. Worauf man alles achtete, wenn man ein Haus gebaut hatte. Das Öl spritzte, die Zucchini brutzelte, der alte Herd mühte sich hörbar, den Topf mit Wasser auf Temperatur zu bringen. Modin habe ein großes Potenzial für Joinvision bei Springer gesehen, fuhr ich fort.

»Aber das ist doch cool, oder? Blöd nur, dass ihr jetzt schon bei Rathgen unterschrieben habt.«

»Wem sagst du das.«

»Und wie geht's jetzt weiter?«

»Ich weiß es noch nicht. Vielleicht eine Kooperation, vielleicht ein späterer Verkauf.« Ich setzte die Flasche an die Lippen und trank sie leer. »Ich bin gar nicht so sicher, ob ich das alles überhaupt noch will. Bisher waren wir immer der Underdog, jetzt müssen wir liefern. Der Druck wird immer größer.«

Ich linste in die Pfanne. Was sie da mit Tomatenmark und saurer Sahne zusammenrührte, sah nicht besonders appetitlich aus. Etwas Blutfarbenes mit grünen Stücken. Sie verteilte großzügig Salz und getrockneten Oregano darüber, dann ließ sie eine Packung Spaghetti ins kochende Wasser gleiten. Ich küsste sie auf den Nacken und lehnte mich wieder zurück gegen den Schrank. »Eigentlich hatte ich mir vorgenommen, ab einem bestimmten Zeitpunkt nur noch daran zu arbeiten, weniger arbeiten zu müssen.«

»Pff… Wie soll das denn gehen?«

»Man muss die Arbeit von der Zeit entkoppeln.«

Sie schaute mich mit einem skeptischen Seitenblick an. »Entkoppeln?«

»Man darf nicht mehr in Stundenlohn denken, sondern man muss an Strukturen arbeiten. Der einzige Ausweg besteht darin, jeden Tag Energie in den Aufbau neuer Strukturen zu stecken, die irgendwann für dich das Geldverdienen übernehmen.«

Die Nudeln kochten über, das Wasser zischte auf der Herdplatte. Mit spitzen Fingern hob sie den Deckel ab und setzte ihn schräg wieder auf den Topf, dann holte sie zwei tiefe Teller aus dem Schrank und legte sie mir in die Hände. »Du kannst schon mal den Tisch decken.«

Ich brachte alles hinüber ins Wohnzimmer, stellte die Teller auf die helle Buchenholzplatte, holte Servietten, Besteck, Gläser. Langsam wurde mir kalt. Ich drehte die Heizung etwas auf, zog meine Jeans und mein T-Shirt über und setzte mich an den Tisch. Während Frieda in der Küche klapperte und das Nudelwasser abgoss, blätterte ich in der *Zitty*, schaute, was heute Abend in der Stadt so los war. Vier Seiten für einen stinknormalen Donnerstagabend. Lesungen, Konzerte, Theateraufführungen – es nahm kein Ende. Irgendwann tauchte Frieda mit einem Topf dampfender Nudeln auf, brachte die Pfanne mit der Soße, und wir luden uns jeder einen riesigen Berg auf den Teller.

»Und du?«, fragte ich, bevor ich mir die erste Gabel in den Mund schob. »Willst du dein Leben lang Flyer gestalten?« Die heiße Soße, der intensive Tomatengeschmack, butterweiche

Zucchini, es schmeckte besser, als es aussah, aber vor allem war es eine Wohltat, etwas Warmes in den Magen zu bekommen.

»Keine Ahnung.« Es klang, als rolle sie eine heiße Kartoffel in ihrem Mund. »Ich hatte nie eine besondere Vision oder so was.«

»Kein Ziel? Irgendeine Idee von deinem Leben?«

»Nee.« Sie kaute und drehte sich die nächste Gabel voller Spaghetti.

»Und wenn du in dich hineinhorchst?«

»Pff, da ist nichts.« Sie lächelte und schob sich die nächste volle Gabel in den Mund. »Bist du zufriedener, nur, weil du eine Vision hast?«

Ich musste lachen. Das war eine gute Frage. Machten einen Ziele zufriedener? »Ich glaube, sie machen das Leben spannender.«

»Das Leben als Projekt, oder wie?«

»Das Leben als Geschichte.«

Sie lächelte mich über ihren Teller hinweg an. »Vielleicht fällt uns ja noch eine gute Geschichte für mich ein.«

Ich schnaufte, ein Impuls, der aus dem Bauch kam, ein halbes Lachen, ein halbes Ich-weiß-Nicht, dann stand ich auf, holte mir noch ein Bier aus dem Kühlschrank und rief ihr aus der Küche zu: »Lass uns doch heute auf ein Konzert gehen.«

»Meinst du?«

Als ich zurückkam, beugte ich mich von hinten über sie und zog die Zeitschrift zu uns heran. »Es gibt so wahnsinnig viel hier.«

»Das sieht nur so aus. Wenn man das jeden Tag hat, fällt es gar nicht mehr auf.«

Durch das Essen war mir warm geworden. Ich war verschwitzt, ging hinüber zur Heizung und drehte sie etwas runter, öffnete die Balkontür und warf einen Blick hinaus. Die Oktoberluft war kühl und feucht. Unten grölte eine Gruppe junger Männer. Plötzlich klingelte es an der Tür.

»Huch«, sagte sie. »Wer ist das denn?«

Sie stand auf und ging zur Tür, ich setzte mich wieder an den Tisch und blätterte noch mal in der *Zitty*. Dann hörte ich Friedas Stimme.

»O Mann, Flo, hau ab. Das passt gerade gar nicht.« Die Tür wurde laut zugeschlagen. »Frieda ...«, hörte ich ihn noch leise durch die Tür rufen. Sie setzte sich wieder.

»Und?«

»Mein Ex.«

»Was wollte er?«

»Na was wohl. Er will zurück zu mir.«

»Und du?«

»Ich will nicht.«

»Warum nicht.«

»Ich will halt nicht. Es ist einfach vorbei.«

Wir saßen eine Weile schweigend vor unseren leeren Tellern. Die Soßenreste waren getrocknet. Die restlichen Nudeln im Topf klebten aneinander.

»Ich konnte mir einfach nicht vorstellen, den Rest meines Lebens mit demselben Mann zu schlafen«, sagte sie irgendwann.

»Hast du nicht neulich gesagt, er wolle keine Kinder?«

»Das auch. Beides. Ach, ich weiß auch nicht.«

»Also, was ist jetzt? Sollen wir los?«

Sie holte tief Luft. »Na dann, meinetwegen.«

Das Saallicht ging aus, die roten Scheinwerfer an, aus dem Dunkeln erhob sich ein einfacher Akkord aus fünf Tönen, die nach oben stiegen wie eine Lerche aus dem sommerlichen Feld, flatternd, hinauf in den Himmel, dann wieder hinab, und wieder von vorn. Sven Regener umfasste das Mikro mit beiden Händen, seine jetzt schon verschwitzten Haare hingen bis vor seinen Mund, er klebte seine Lippen an die Membran und sagte: »Hallo, Berlin. Wir sind Element of Crime, und wir spielen jetzt ein Lied.« Leiser Jubel, Applaus.

Der Akkord hallte nach, irgendwann kam ein leichtes Schrammeln auf der Gitarre dazu, wie ein ruheloses Wandern durch leere Straßen, und alle warteten darauf, dass Regeners raue, rauchige Stimme in diese Melodie einbrach wie ein hungriges, wildes, verletzliches Tier in einen Garten. Ein melancholischer Streicher kam hinzu, der über allem flog, weit oben. Ich war sofort gefangen, wippte mit dem Fuß, ich schaute zur Hallendecke hinauf, eine alte Stahlkonstruktion, und es trug mich fort. Ich war überall gleichzeitig, bei Frieda, bei Birte, bei meinem Vater, bei meinem ungeborenen Kind, ich sah mich selbst von oben in der Menge wippen, während Regeners Stimme einsetzte. »Frag mich nicht, woher ich komme, sag, du freust dich, mich zu sehen.« Frieda bewegte sich vor mir hin und her, sie wiegte ihren Oberkörper, ihr Becken, ihre Schultern wippten dazu auf eine unbefangene, geradezu kindliche Art. Es machte mich traurig, dass ich sie nicht besser kannte, dass wir nicht Jahre miteinander verbracht, dass wir nicht gemeinsam etwas erlebt hatten, in dessen Tradition wir diesen Abend hätten stellen können. Dann würde ich sie jetzt von hinten antippen und sagen: »Weißt du noch?«, und sie würde nicken, ohne dass ich den Satz würde beenden müssen, und wir würden gleichzeitig an die zwei anderen Element-of-Crime-Konzerte denken, die wir vor zehn oder vor zwanzig Jahren miterlebt hätten, damals noch in kleinen Clubs, als kaum jemand die Band kannte. Die Zeit würde auf wenige Ereignisse zusammenschrumpfen, und bleiben würden nur wir. Aber es ist absurd, dachte ich, ich wünsche mir eine Vergangenheit mit einer anderen Frau, dabei habe ich eine Vergangenheit mit Birte. Aber sie war nicht hier. Sie schien mir überhaupt nicht mehr erreichbar zu sein. Das andere, hypothetische Leben mit Frieda erschien mir in diesem Moment schöner, größer, verlockender, intimer.

Noch mal alles neu denken. Zurück. Einen anderen Abzweig nehmen.

Ich drängte mich weiter nach vorn, stellte mich zwischen fremde Menschen, die tanzten, den Kopf hin und her warfen. Die Frau vor mir trug ein langes Kleid, das sie umfloss, während sie ihren Körper auf ihren Füßen wild drehte und mit ihren ausschweifenden Armen immer weniger Rücksicht auf die Umstehenden nahm. Blicke, Bier in der Hand, der Geruch von Zigaretten, ein dreckiger, zertretener Betonboden. Ich bewegte mich immer enthemmter, mein Körper übernahm langsam die Regie. Ich war mittendrin in dieser Menge von zweitausend oder dreitausend Menschen und hatte das Gefühl zu zerfallen. Meine Arme und Beine machten sich selbstständig, sie bewegten sich, ohne dass mein Gehirn den Befehl dazu gab. Ich musste an meinen Vater denken. Wenn er jetzt mit mir hier wäre, würde ich mit ihm anstoßen, ich würde ihn umarmen, ich würde sagen, Papa, wie schön, dass du da bist. Warum waren wir eigentlich nie zusammen auf einem Konzert gewesen? Ich legte meinen Kopf in den Nacken, schloss die Augen und ließ meinen Kiefer nach unten fallen, um die Musik mit dem Mund, mit dem Hals, mit meinem ganzen Körper besser aufnehmen zu können, um der Musik die größtmögliche Fläche zu bieten. Kurz darauf schmeckte ich Tränen in meinen Mundwinkeln. Die Zeit läuft ab. Man zählt die Tage runter wie Geldstücke, das Guthaben schmilzt. Je weniger man hat, umso wertvoller ist es. Mein Vater wurde fünfundsechzig, ich war vierzig. Vielleicht hatte ich noch fünfundzwanzig Jahre. Vielleicht weniger, vielleicht mehr. Worum ging es mir wirklich im Leben? Was sollte ich tun?

Das Lied war zu Ende, der Applaus brandete nach vorn und rollte über die Band hinweg, Sven Regener lächelte nur schmal, sagte »Danke« und versteckte sein Gesicht wieder hinter einem Vorhang aus fettigen Haaren. Das Licht wechselte von Blau zu Rot, der Schlagzeuger schlug einen neuen Takt an. Ich wischte mit dem Ärmel über meine Augen und schaute mich nach Frieda um, doch ich konnte sie nicht mehr finden.

Nach dem Konzert standen wir draußen, jeweils einen Fuß auf ein rostiges Geländer gestellt, rauchten eine Zigarette und schauten auf die dunkle Spree.

»Mein Vater ist vor zwei Wochen gestorben«, sagte ich und reichte ihr die Zigarette zurück.

»Echt? Das tut mir leid. Was hattet ihr für ein Verhältnis?«

»Geht so …«

»Bist du traurig?«

Ich nahm die Zigarette von ihr zurück. Der Himmel war nicht zu sehen, eher ein stumpfes Nichts, mehlig gelb erleuchtet, ich konnte nicht einschätzen, wie weit man gucken konnte, zehn Meter oder hundert?

»Ja, ziemlich.«

»Was hatte er?«

»Er lag neben dem Bett, im Schlafanzug. Herzinfarkt, Riss der Aorta. Irgend so was.«

»Und?«

»Was und?«

»Glaubst du, dass danach was kommt?«

»Ich würde gerne.«

»Warum?«

»Dann wäre das Sterben leichter, vielleicht. Und du?«

»Nee. Da ist nichts.« Sie schnippte die Kippe ins Wasser. »Was soll denn da sein? Sollen wir los?«

Ich wachte mit dem Gefühl auf, gerade erst eingeschlafen zu sein. Meine Blase drückte. Auf der Zunge hatte ich den pelzigen Geschmack von Bier und Zigaretten, im Ohr ein leises Fiepen und im Kopf den Refrain des letzten Liedes. Wie lange war das her? Eine Stunde, fünf Stunden? Ich schloss die Augen und wollte weiterschlafen, aber es ging nicht. Frieda lag eingerollt unter ihrer Decke, ich sah nur ihre Schulter im gelben Laternenlicht unter dem Fenster. Wie spät war es? Ich blickte auf mein Handy. Es zeigte fünf Anrufe in Abwesenheit an und zwei neue Nachrichten. Verdammt. Was war da los? Ich richtete mich auf. Birte hatte versucht, mich zu erreichen. Ich drückte auf Rückruf und hielt das Handy an mein Ohr. Nichts. Der Anrufbeantworter sprang sofort an. Jetzt erst schaute ich auf ihre SMS. »Habe starke Schmerzen im Unterleib. Mache mich jetzt auf den Weg ins Krankenhaus.« Die nächste SMS war zehn Minuten später gekommen. »Die Kinder sind bei Christian und Kathrin nebenan. Kuss.« Mein Herz wuchtete einen Felsen hinauf in meinen Hals. Ich hatte einen dicken Schädel, war gerade vor zwei Stunden eingeschlafen, jetzt war ich hellwach. Oder war es ein Traum? Was sollte es sonst sein, das fühlte sich alles so fremd an. Ich starrte noch mal aufs Handy. Es stand dort immer noch dasselbe. Fast war ich erleichtert, dass sie noch Zeit für das Wörtchen »Kuss« gehabt hatte.

»Du, Frieda«, ich strich ihr über die Schulter, fühlte den Baumwollstoff ihres Nachthemds. »Ich muss los. Meine Frau liegt im Krankenhaus.«

»Was?« Sie richtete sich auf, das Nachthemd fiel weich über ihren Körper, ich konnte die Form ihrer Brust unter dem Stoff erkennen. Ich beugte mich noch einmal zu ihr hinüber, sie war bettwarm, ihr Haar wirr, ich nahm ihren Kopf in meine Hände und küsste sie. »Tut mir leid.«

Sie strich mir über die Wange, sagte, ich solle mich melden, dann zog ich rasch meine Sachen über und machte mich auf den Weg. Die Gleimstraße war still und leer und feucht und glänzte im Licht der Laternen. Die Autos hatten alle dieselbe Farbe. Während ich ging, suchte ich auf dem Handy die nächstgelegene Autovermietung, die 24 Stunden geöffnet war. Vorn, an der Schönhauser, winkte ich ein Taxi heran, das zum Glück gerade die Straße entlangraste, und ließ mich zum Alexanderplatz fahren.

17

Ich bekam einen schwarzen Golf, kaum gefahren, mit allen Extras, und gab unsere Heimatadresse ins Navi ein. Es zeigte mir zwei Stunden dreiundfünfzig Minuten Fahrtzeit an. Ankunft kurz vor sechs. Berlin war leer, Taxen rauschten über die vierspurigen Straßen, überholten mich, obwohl ich schon achtzig fuhr. Vereinzelt torkelten Paare auf den Bürgersteigen herum, im Wedding waren erste Arbeiter in orangefarbenen Westen unterwegs. Ich rollte auf den langen Berliner Ausfallstraßen dahin, die Ampeln blinkten alle gelb, vorbei am Flughafen Tegel, durch Reinickendorf, bis ich auf der A 24 richtig aufs Gas treten konnte. Der Golf zog willig mit, die Nadel schwenkte zügig auf 160, 180, 200. Das machte ihm gar nichts.

Ich stierte auf die Fahrbahn. Das Licht der Scheinwerfer wischte rechts übers Unterholz, erhellte Büsche oder Bäume für eine Sekunde, bevor sie wieder im Dunkel hinter mir verschwanden. Manchmal stellte ich mir vor, was passieren würde, wenn jetzt ein Reh aus dem Gebüsch spränge. Dann setzte ich den Blinker und fuhr auf die linke Spur, aber nach einiger Zeit kam mir das albern vor. Ich nahm den Fuß vom Gas und lenkte zurück nach rechts. Hin und wieder tauchte ein Lichterpaar in meinem Rückspiegel auf, wurde rasch größer und raste mit einer solchen Geschwindigkeit an mir vorbei, dass mein Wagen für einen Moment angesaugt wurde und sich mit einem *Swusch* leicht nach links neigte.

Mir ging die ganze Zeit eine Liedzeile von Element of Crime durch den Kopf, die Zeile war darin gefangen wie Pac-Man in seinem Labyrinth, sie stieß immer wieder gegen die Schädeldecke, prallte ab und suchte sich aufs Neue ihren Weg durch mein Hirn. »Wo deine Füße stehen, ist der Mittelpunkt der Welt.« Diese Zeile war es, die mich gleichzeitig einschläferte und wach hielt. Ich war überzeugt davon, dass ich, solange ich diese Zeile sänge, nicht einschlafen würde. Magisches Denken, wie früher, als ich den Erfolg eines Vorhabens an den Ablauf einer bestimmten Handlung knüpfte. Ich tat das als Kind, aber auch später noch, exzessiv. Wenn ich mit zehn Schritten über die Straße komme, wird mein Vater heute nicht trinken, wenn ich schneller als das Auto die Kreuzung überquere, werde ich die Prüfung mit eins bestehen. Wenn ich vor dem anderen Menschen dort meinen Fuß auf den Bürgersteig setze, werde ich in meinem Leben Erfolg haben. Ich rollte auf einer Asphaltfolie dahin, durchs endlose Brandenburg, gleichförmig, gleichförmig. Ich hatte das Gefühl, jemand zöge mit rasender Geschwindigkeit die Straße unter meinem Wagen hinweg, während ich stand. Ich stand. Die Zeit stand still. Wo deine Füße stehen. Ich bewegte mich nicht fort. Halt. Wach bleiben. Ist der Mittelpunkt der Welt. Wenn ich diese Liedzeile immer weitersinge, werde ich nicht einschlafen und heil bei meiner Familie ankommen. Die weißen Mittelstreifen blinkten in meinen Augenwinkeln und hypnotisierten mich. Der Wagen fraß die Kilometer, immer wenn ich wieder auf den Kilometerstand schaute – war es jede Minute oder jede halbe Stunde? –, waren es wieder zwanzig Kilometer mehr. Zeitweise hatte ich Erinnerungslücken und wusste nicht, wie viel Zeit vergangen war, was ich in den letzten Minuten gedacht hatte, oder ob ich nicht einfach mit offenen Augen geschlafen hatte.

Ich fixierte einen hellen Streif am Horizont und dachte, das sei der Sonnenaufgang. Doch es war Hamburg, das in der Ferne in den Himmel strahlte, Hamburg! Ich hatte es geschafft.

Eine halbe Stunde später bog ich in Buchholz in den Schlehenweg ein. Bei uns im Haus brannte Licht, obwohl niemand dort sein konnte. Vermutlich hatte Birte es einfach brennen lassen. Nebenan, bei Christian und Katja, brannte ebenfalls Licht. Sie hatten sich ein modernes Fachwerkhaus gebaut. Das offene Wohnzimmer im Erdgeschoss legte sich um den Kamin wie eine helle Frucht um den Kern. Er war Unternehmer, sie war Physiotherapeutin, sie hatten ein erwachsenes Kind, das in Barcelona studierte. Wir luden uns gegenseitig alle halbe Jahre zum Essen ein, doch eine echte Freundschaft war daraus bislang nicht entstanden, dazu lebten wir in zu verschiedenen Welten, aber wir konnten uns aufeinander verlassen.

Ich parkte den Wagen vor dem Haus und klingelte bei den beiden. Katja machte mir sofort auf, und ich sah zwei verschlafene, verstörte Kinder hinter ihr. Ich warf einen Blick in den Raum, auf dem Fußboden lagen bemalte Blätter und ein paar Buntstifte herum. Katja entschuldigte sich, dass sie kein Spielzeug im Hause hätten. Ich winkte ab.

»Weißt du schon was Neues?«, fragte sie.

»Nein, im Krankenhaus war niemand zu erreichen.«

»Ich hoffe, es ist nichts Schlimmes.«

Von hinten aus der Küche hörte ich das Mahlen der Kaffeemaschine. Christian tauchte auf, er sah immer aus, als würde er frisch von einem Gestüt kommen, trug ein rot kariertes Hemd und eine blaue Steppweste darüber. Er fragte mich, ob ich einen Kaffee wolle. Ja, das täte jetzt gut, andererseits wollte ich so schnell wie möglich ins Krankenhaus.

»Wir fahren lieber gleich los«, sagte ich, »vielen Dank euch!« Ich umarmte Katja und winkte Christian zu.

»Ist doch kein Problem«, sagte sie. »Halt uns auf dem Laufenden, ja?«

»Na kommt«, rief ich Sophie und Jeremias zu, »wir fahren jetzt zu Mama.« Sie nahmen ihre kleinen Kinderrucksäcke in die Hand, die sie anscheinend noch rasch gepackt hatten, Sophie ihren rosafarbenen mit der tanzenden Fee auf der Vorderseite und Jeremias den blauen, an dem ein Stofflöwe baumelte. Sie kletterten ins Auto und versanken tief in den Sitzen. Ich überlegte einen Moment, ob ich noch die Kindersitze aus dem Haus holen sollte, ließ es aber bleiben.

Im Krankenhaus schickte man uns auf die Station 3B. Es roch nach Sterillium. Instinktiv rückten die Kinder enger an mich und ließen meine Hände nicht mehr los. Erst am Aufzug wurden die beiden etwas lebendiger, denn sie stritten darüber, wer den von einem leuchtenden Ring umgebenen Knopf des Aufzugs drücken durfte. Ich schlug vor, dass Jeremias außen und Sophie innen drücken würde.

An der Information auf der 3B sagte mir eine Krankenschwester, dass meine Frau gegen ein Uhr nachts mit starken Unterleibsschmerzen eingeliefert worden war. Soweit sie wisse, handelte es sich um eine Eileiterschwangerschaft, und es habe eine Not-OP durchgeführt werden müssen. Momentan befinde sie sich im Aufwachraum, und wir könnten frühestens ab sieben zu ihr. Ich schaute auf die Uhr, es war kurz nach sechs. Das grüne Telefon vor ihr klingelte. »Hat denn die Kantine schon auf?«, fragte ich. Sie schaute auf ihre Armbanduhr, nickte, dann hob sie ab.

Wir fuhren wieder hinunter in das Erdgeschoss. Die Kantine war so gut wie leer. Hinten in einer grauen Ecke saß ein grauer Arzt vor seinem Kaffee und las Zeitung. Die Bedienung wischte stumm mit einem Lederlappen über die Granitoberfläche der Theke, eine andere füllte die Vitrine mit belegten Brötchen, Laugenstangen und Croissants auf. Ihre Gesichter waren ausdruckslos, konzentriert. Es war keine Freude, kein Leben in ihnen, nur der müde Ernst des auf ihre Tätigkeit gerichteten Blicks. Die Kaffeemaschine glänzte. Der Name *La Cimbali* leuchtete in schwungvollen Lettern auf dem Gehäuse. Ich fragte nach einem Kaffee, aber die Frau sagte, dass die Maschine gerade hochfahre und es noch ein paar Minuten dauere. Wir setzten uns auf eine Eckbank an einen Tisch. Der Stoff fühlte sich an wie Velours. Er wirkte weich, war aber kratzig. Die Düse der Kaffeemaschine zischte. Sie ließen den Wasserdampf durchlaufen. Die Frau, die eben die Brötchenvitrine aufgefüllt hatte, rollte einen leeren Tablettwagen an den Ausgang. Neben uns befand sich eine Blumenanlage. Sie hatte die Form eines Kajaks: spitz an beiden Seiten zulaufend. Daraus ragten Plastikpflanzen empor. Ficus benjamini und Gummibäume aus schlecht gefärbtem Stoff. An den Zweigen und Ästen waren noch die Grate aus Plastik zu erkennen. Was bedeutete das alles jetzt? Das Zischen der Düse hörte auf. Die erste Frau steckte den Schlüssel in die Kasse und schob ihre Wechselgeldkassette hinein. Gab es das Kind nicht mehr? Ein Arzt durchquerte mit wehendem Kittel die Kantine. Kaufte ein belegtes Brötchen und eine Cola. Jetzt müsste die Kaffeemaschine langsam fertig sein. Ich wusste nicht, was es bedeutete. Ich konnte nichts denken. Es war zu früh. Ich hatte kaum zwei Stunden geschlafen. Eben war ich noch auf einem Konzert und flog, jetzt saß ich hier mit meinen Kindern im Krankenhaus. Das bedeutete wohl, dass unser Kind nicht mehr da war. All das fand in einer Welt statt, zu der ich keinen Zutritt hatte. Die Welt umgab mich, aber ich fühlte sie nicht. Dies hier war wie eine schlechte Kopie, in der ich mich nicht mehr zurechtfand. Ich hoffte, dass all das hier schnell Vergangenheit werden und ich mich nur noch mit großem Abstand daran erinnern würde. Jeremias lehnte seinen Kopf gegen meine Schulter. Ich konnte nicht sehen, ob er schlief, und lehnte vorsichtig meinen Kopf gegen seinen.

»Papa?«, sagte er nach einiger Zeit.

»Ja?«

»Weißt du, was?«

»Nein, was denn?«

»Ich bin dein Kuschelkissen.«

Ich steckte meine Nase in seine Haare, er roch sauer, nach gestrigem Schweiß. Ich rieb mit meiner Nasenspitze sanft über seine Kopfhaut hin und her, und spürte, wie meine Träne in seine Haare rollte.

»Ja«, sagte ich, »das bist du.« Ich breitete meine Arme wie Flügel um ihn und Sophie, als wären sie Nesthocker und ich der Sperber, der sie beschützte vor aller Unbill, und so saßen wir in dieser Kantine still auf einer Eckbank, und ich dachte: Euch eine glückliche Kindheit zu geben ist die wertvollste Aufgabe meines Lebens. Von irgendwoher wehte der Geruch von kaltem Zigarettenrauch und kühler Morgenluft herein, ein Arzt, der draußen auf der Terrasse geraucht hatte, rieb sich die Hände. Die Tür klappte auf und zu.

»Soll ich uns jetzt mal was zu trinken holen?« Die Kinder nickten.

Wenig später trank ich in kleinen Schlucken einen Kaffee, während die Kinder mit spitzen Mündern an den Strohhalmen ihrer Apfelschorle sogen. Hin und wieder betrat jemand die Kantine, Ärztinnen, Pfleger, Patienten mit Tropf und in Jogginghose. Dieser ganze Betrieb namens Krankenhaus erwachte langsam.

»Sollen wir Geschichtenerfinden spielen?«, fragte ich.

Sophie nickte. Es war ihr Lieblingsspiel. Jeder nannte reihum einen Begriff, und man musste sich eine Geschichte ausdenken, in der diese Begriffe vorkamen. Ich stieß Jeremias an. »Na?«

Jeremias sagte matt: »Krake«.

»Häh?«, sagte Sophie.

»Und du?«, fragte ich.

»Apfelbaum«, sagte sie.

Ich sagte: »Wüste.«

»Oje«, sagte sie, »wie soll ich denn da eine Geschichte draus machen? Na gut.«

Dann fing sie an, ihre Geschichte zu erzählen, sie handelte von einem Kraken, der im Meer lebte. Er tauchte tief hinunter und wieder hoch. Im Meer gab es Ebbe und Flut, und einmal war die Flut so hoch, dass der Tintenfisch aus dem Wasser hinausgehoben wurde. Als das Wasser wieder verschwand, lag der Krake in einer Wüste.

»Oh«, sagte ich.

»Da kam ein kleiner Junge. Der Krake zeigte auf einen Apfelbaum, denn er hatte Hunger. Und der Junge holte dem Kraken einen Apfel von dem Baum und brachte ihn zurück zum Meer.«

An der Kasse hatte sich jetzt eine Schlange gebildet. Es schien Schichtwechsel zu sein.

»Eine tolle Geschichte«, sagte ich. Es war kurz vor sieben. »Kommt, wir gehen jetzt zu Mama.«

Auf dem Flur der Station stießen wir auf einen Arzt. Ich schaute auf das Namensschild an seiner Brust.

»Herr Basrawi, haben Sie meine Frau heute Nacht operiert?«

»Die Eileiterschwangerschaft auf der Dreihundertzweiundzwanzig?«

»Ja, genau.«

Er war sehr freundlich, auch wenn seinem eingefallenen Gesicht und seinen unruhigen, den Gang entlang wandernden Blicken die Ungeduld abzulesen war. Man sah ihm an, dass er die Nacht durchgearbeitet hatte. Er sagte, dass sie noch überlegt hätten zu warten, dass die hCG-Werte relativ normal gewesen seien, aber die Gefahr eines Eileiterbruchs zu groß gewesen sei. Sie hätten einen Eileiter leider komplett entfernen müssen.

»Wodurch kommt denn so was? Haben wir irgendetwas falsch gemacht?«

»Eine Eileiterschwangerschaft? Nein. Das ist reiner Zufall. Statistisch gesehen passiert das bei ein bis zwei Prozent aller Schwangerschaften.«

Er gab mir die Hand.

»Es war sehr knapp«, sagte er noch. »Das Ei ist kurz vor der Gebärmutter stecken geblieben. Vielleicht einen Millimeter.«

Ich schaute ihm nach. Ein Millimeter. Er verschwand im Schwesternzimmer. Ein Millimeter hatte dieses Leben von einem Nicht-Leben getrennt. »Was hat der Arzt gesagt?«, fragte Sophie.

»Er hat Mamas Krankheit erklärt«, sagte ich, dann klopfte ich leise an die schwere Tür, und wir traten in den abgedunkelten, etwas muffig riechenden Raum. An Birtes Bett brannte ein Leselicht. Sie hatte das Kopfteil recht steil eingestellt und die Augen geschlossen. Ihre Hände lagen übereinandergefaltet auf der Bettdecke. Als wir das Zimmer betraten, bewegte sich ihr Kopf langsam zur Seite in unsere Richtung, und ein Lächeln huschte über ihr Gesicht. Die Kinder liefen zu ihr hin und drückten sich an sie.

»Na«, sagte ich, setzte mich auf die Bettkante und strich ihr über die Stirn.

»Na«, sagte sie matt. »Schön, dass du gleich gekommen bist.«

»Das ist doch selbstverständlich.« Sie sah blass aus, hatte dunkle Augenringe, und ihr Blick wirkte traurig und tief. Als wisse sie alles, als habe sie die ganze Zeit alles gewusst.

»Wie geht es dir?«, fragte ich.

»Ging schon besser.«

Jemand pochte einmal heftig an die Tür, gleich darauf schob sich eine Krankenschwester mit der Schulter zuerst in den Raum. Sie hatte die Klinke mit dem Ellenbogen niedergedrückt und trug mit beiden Händen ein Tablett. »Ach, gleich die ganze Familie da.« Sie stellte das Tablett auf dem Beistelltisch ab. »Jetzt gibt's erst mal was zur Kräftigung.«

Ich schaute auf das Tablett. Zwei Scheiben Lyoner, eine Scheibe Edamer und zwei dünne Scheiben Graubrot. Dazu eine abgepackte Johannisbeermarmelade. Das Ganze sah so trostlos aus wie der Parkplatz eines Einkaufszentrums in einer Novembernacht.

»Tee oder Kaffee?«, fragte die Krankenschwester.

»Tee, bitte«, sagte Birte.

Ich hielt Birtes Hand mit meiner Linken wie ein Stück Porzellan und strich mit den Fingern über ihren schmalen Handrücken. Ihre Hände hatten Falten. Sie trug den Ring, den ich ihr vor zehn Jahren geschenkt hatte. Entweder hatte sie ihn gestern Nacht schon getragen oder ihn sich in der Nacht noch schnell angesteckt. Ich betrachtete die Haut ihres Armes, die unter dem grünen Stoff des Krankenhausgewandes verschwand, sie war hell, wie eh und je, und voller kleiner Sommersprossen. Ich ließ meine Finger ein Stück weit ihren Arm hinaufwandern, in die Höhle des Ärmels hinein, der sich aufwölbte, da er viel zu groß war.

»Traurig, oder?«, sagte ich.

Sie starrte an mir vorbei in Richtung des winzigen Fernsehers, der ihr gegenüber an der Wand hing.

»Ich hatte plötzlich solche Schmerzen.« Sie weinte leise.

Sophie hob den Kopf und fragte: »Mama, warum weinst du?«

»Mama hat ein bisschen Schmerzen, ja?«

»Soll ich dich verarzten?«, fragte Jeremias.

»Das ist lieb. Später vielleicht, mein Schatz.« Sie wischte sich die Tränen aus den Augenwinkeln, versuchte zu lächeln und fragte: »Habt ihr Hunger?« Sophie und Jeremias verneinten. Sie waren jetzt auf die linke Seite des Bettes geklettert und hatten ihre Köpfe auf Birtes Oberkörper gelegt. »Vorsicht«, sagte Birte, als Jeremias sich bewegte und dabei an die Kanüle kam, die in ihrer Armbeuge steckte.

»Was hast du da?«, fragte Jeremias.

Birte erklärte ihm, was Blut ist, indem sie an seinem Unterarm entlangfuhr und die Adern nachzeichnete, woraufhin Jeremias lachte, weil es kitzelte.

Sie erklärte ihm, warum man manchmal ein Schmerzmittel brauchte. Ich schmierte derweil die Butter aufs Brot, sparsam, denn es war nur ein Päckchen da. Sie verschwand fast vollständig in den Löchern und Poren und machte das Brot nur eine Spur heller, dann legte ich die Wurst darauf und hielt Birte die Scheibe hin. Sie öffnete den Mund, und ich schob das Brot ein Stück weit hinein. »Nimm dir auch was«, sagte sie, und so bissen wir abwechselnd von dem Brot ab und kauten, ein Ritual, das mich an unsere Anfangszeit erinnerte, als wir uns häufiger gegenseitig im Bett gefüttert hatten. Draußen dämmerte es. Das trübe Morgenlicht drang durch die Vorhänge. Ich schob ihr das letzte Stück vom Brotkanten in den Mund.

»Wie war es in Berlin?« Sie fragte eher beiläufig und schaute verlegen an mir vorbei, als könne sie mir nicht in die Augen blicken und wolle es gar nicht so genau wissen.

Jeremias hatte jetzt die Fernbedienung für das Bett entdeckt. Er drückte auf einen Knopf, und die Rückenlehne bewegte sich nach unten. Er freute sich und feixte, dass er die Macht über ein solches mechanisches Wunderwerk in der Hand hatte, das surrte und schnaufte und auf eine magische Weise seine Form veränderte. »Mama, ich kann dich bewegen.« Er drückte einen anderen Knopf, und das ganze Bett senkte sich ab. »Jeremias, nicht«, sagte ich. Aber er machte trotzdem weiter. Ich nahm ihm die Fernbedienung weg und versteckte sie unter dem Bett, woraufhin er zu weinen und zu quengeln begann.

»Müde«, sagte ich nur und zuckte mit den Schultern.

»Kein Wunder«, sagte Birte.

Ich erzählte ihr in knappen Worten von dem Termin mit Springer, erzählte auch von dem Konzert, um so nah wie möglich an der Wahrheit zu bleiben, und dass ich danach sofort in meinem Hotel eingeschlafen sei und deshalb ihre Anrufe nicht gehört hätte. Jeremias quengelte immer weiter, bis Birte »pscht« machte, denn aus der anderen Ecke des Raumes kam ein Stöhnen. Jetzt erst nahm ich wahr, dass in dem Zimmer noch jemand lag. Eine Frau, die sich mühsam auf die andere Seite gedreht hatte, neben ihr ein Beistellbett mit einem winzigen Wesen darin. Es trug eine Zipfelmütze und einen Body und hatte seine Fäustchen nach oben gestreckt.

»Notkaiserschnitt«, flüsterte Birte, »heute Nacht.«

Jeremias war jetzt ruhig. Beide Kinder hatten die Augen geschlossen, vielleicht waren sie eingeschlafen. Jeremias' Füße hingen halb vom Bett, ich zog ihm vorsichtig die Schuhe aus und hob seine Beine hinauf. Sophie hatte ihren Kopf auf Birtes Schoß gelegt und sich an ihrer Seite eingerollt.

»Ich bin so froh, dass ihr alle hier seid«, sagte sie und streichelte über Sophies Kopf. Ich wandte mich wieder dem Frühstück zu und knibbelte den Aludeckel von der Marmelade. Darunter kam ein dunkelviolettes Gelee zum Vorschein, das nach nichts roch und dessen Oberfläche hart und glatt war wie Silikon. Ich zerquetschte die Marmelade auf der zweiten Brotscheibe, biss wieder ab und hielt Birte die andere Hälfte hin.

»Ich hab übrigens gestern mit Papa telefoniert«, sagte sie kauend. »Er hat gefragt, ob wir unseren finanziellen Engpass überwunden hätten.« Wenn es heller gewesen wäre, hätte Birte vermutlich gesehen, dass ich rot anlief. »Warum hast du mir nicht erzählt, dass du ihn nach Geld gefragt hast?«

»Du hättest es nicht gutgeheißen.«

»Hätte ich auch nicht.«

»Aber es hat funktioniert, sonst hätte der Deal mit Rathgen nicht geklappt.«

»Das wäre vielleicht besser gewesen, dann hättest du jetzt einen besseren Deal mit Springer.«

Ich musste zugeben, dass sie Recht hatte.

»Wo hast du das Geld nun herbekommen?«

Ich zögerte einen Moment mit der Antwort. »Ich hab einen Kredit aufgenommen.« Bei dieser Gelegenheit fiel mir ein, dass ich dringend später auf dem Bankkonto nachschauen musste, ob das Geld mittlerweile eingegangen war.

»Ich finde es nicht in Ordnung, dass du mir so etwas nicht erzählst.« Sie legte ihre Hand auf Sophies Kopf und streichelte ihr über die Haare. »Wer weiß, was du mir noch alles verschweigst.«

Ich zuckte zusammen. Es pochte wieder kurz an der Tür, wobei das Pochen und das Türöffnen ineinander übergingen und mehr oder weniger ein Vorgang waren. Die Krankenschwester kam herein, ich war ihr dankbar für die Unterbrechung. »So, Ihr Tee.« Sie stellte ihn auf dem Tablett ab. »Ach, die Kleinen, süß. Sind auch erledigt, nicht?«

»Ja. War eine harte Nacht«, sagte ich.

Als die Schwester verschwunden war, schwiegen wir. Birte lag, ich saß still und in Gedanken versunken auf dem Bett, der Tropf tropfte, das kleine Baby hinter mir röchelte gelegentlich, Sophie und Jeremias atmeten ruhig. Dann sagte Birte: »Der Teebeutel!« Ich nahm ihn aus der Tasse, ließ ihn abtropfen und legte ihn aufs Tablett, wo sich eine kleine Pfütze bildete. Ich reichte ihr die Tasse, sie umklammerte sie mit beiden Händen und pustete leicht darüber hinweg. Es klopfte wieder an der Tür, zweimal, dreimal, diesmal sehr zaghaft, kaum hörbar, dann steckte Birtes Vater seinen Kopf durch die Lücke, schaute eine Weile, ob er auch im richtigen Zimmer war, bevor er sich vorsichtig in den Raum hineinschlängelte – ein schmächtiger Sigmund Freud mit wachen, besorgten Augen. Leise schloss er die Tür, trat an unser Bett und begrüßte uns. Birte wandte sich an mich. »Ich hab den Kindern versprochen, dass sie zu Oma und Opa dürfen. Ich wusste ja nicht, wann du zurückkommst.«

»Natürlich«, sagte ich.

Peter holte sich leise einen Stuhl dazu und setzte sich an die andere Seite des Bettes. Er strich Birte über die Stirn und die Haare und sagte: »Du Arme.« Birtes Gesicht veränderte sich dabei. Es wurde weicher, kindlicher, etwas löste sich. Sie schloss die Augen und holte tief Luft. Sie verwandelte sich von einer Mutter in eine Tochter.

»Du kannst gern ein paar Tage zu uns kommen und dich erholen«, sagte Peter.

»Das ist lieb. Ich schaue mal.«

»Opa!«, rief Jeremias plötzlich. Er rüttelte an Sophie herum. »Sophie, Opa ist da.«

Dann kletterte er vom Bett und rief: »Opa, fahren wir jetzt zu dir?«

»Ja, wir fahren gleich los ...« Er verstellte seine Stimme, machte sie tiefer, wie ein Pirat, formte seine Hände zu Krebsscheren und bewegte sich auf Jeremias zu, der in Erwartung des Kitzelangriffs kreischte. Er kniff Jeremias, behänder, als man von ihm erwartet hätte, in die Seiten, sodass dieser auflachte, dann hob er ihn in die Luft und fragte: »Habt ihr denn alle eure Sachen?«

»Die sind noch im Auto«, sagte ich. »Komm, ich helfe dir. Ich will auch langsam los.«

»Eure Mama braucht jetzt nämlich Ruhe«, sagte Peter, »damit sie bald wieder gesund wird.«

Wir standen um Birtes Bett herum und verabschiedeten uns nacheinander von ihr. Ich versprach, mich im Lauf des Tages bei ihr zu melden, auch um zu erfragen, wie lange sie noch im Krankenhaus bleiben müsse.

»Rufst du noch in der Kita an?«

Ich nickte.

»Opa, was machen wir heute?«, fragte Jeremias im Hinausgehen.

»Das müssen wir noch mit Oma besprechen.«

»Können wir ein Eis haben?«

»Das lässt sich sicher einrichten.«

Wir schlossen die Tür hinter uns, und jeder nahm ein Kind auf den Arm. Peter trug Jeremias, ich Sophie, die, noch schlaftrunken, ihren Kopf gegen meine Schulter lehnte und ihre Arme um meinen Hals legte.

»Das tut mir alles sehr leid für euch«, sagte Peter.

»Vielen Dank. Auch für eure Unterstützung.« Sophie rutschte mir fast vom Arm. Ich ging in die Knie, ließ ihre Jacke, die ich am kleinen Finger der linken Hand getragen hatte, auf den Boden fallen und positionierte den schlaffen, schweren Körper neu auf meinen Armen, wobei ich beide Hände ineinander verschränkte, um einen besseren Halt zu haben. Sophie bekam von all dem so gut wie nichts mit. Sie hatte weiter ihren Kopf gegen meine Schulter gelehnt und schlief oder befand sich in einem schlafähnlichen Zustand. Als ich sie sicherer hielt, nahm ich die Jacke mit Daumen und Zeigefinger wieder auf, und wir gingen weiter den langen, glänzenden Flur entlang.

»Konntest du denn mit dem Arzt sprechen?«, fragte Peter.

»Ja, kurz.«

»Kann man etwas zu den Ursachen sagen?«

»Er sagte, das sei reiner Zufall. Das passiere bei ein bis zwei Prozent aller Schwangerschaften.«

Wir hatten den Aufzug erreicht, ich drückte auf den Knopf, wir warteten. »Könnte es vielleicht etwas mit den hohen Belastungen zu tun haben?« – »Welchen Belastungen?«

»Der Ärger mit dem Haus, die berufliche Situation, ein drittes Kind. Das war vielleicht doch alles ein wenig viel für Birte.«

»Ich glaube nicht, nein.«

Hinter dem Spalt zwischen den Aufzugtüren leuchtete es, die Türen öffneten sich rumpelnd, und wir betraten den engen Raum. Jetzt erst spürte ich, wie müde ich selbst war. Meine Augenlider schlossen sich, meine Beine zitterten. Ich lehnte mich gegen den Spiegel hinter mir. Es war warm und eng. Ich schwitzte. Ich hätte doch nicht meine Jacke anziehen sollen. Sophies Körper war vollständig erschlafft, sie hing mit ihren gesamten fünfundzwanzig Kilo an mir, ohne jede eigene Körperspannung, und ich musste meine letzten Kraftreserven mobilisieren, um nicht mit ihr zusammen auf den Boden zu sinken. Endlich öffneten sich die Türen, wir gingen am Empfang vorbei und traten hinaus auf den Parkplatz. Die frische Luft gab mir Energie für die letzten Meter. Peter öffnete die Türen seines Autos. Ich hob Sophie in den Kindersitz, holte aus unserem Wagen ihre Rucksäcke und legte sie ihnen jeweils auf den Schoß. Peter schnallte die beiden sorgfältig an, indem er mehrmals überprüfte, ob der Gurt richtig saß. Er machte alles mit einer Bedächtigkeit und Genauigkeit, die unerschütterlich war. Nichts brachte ihn aus seiner Ruhe, dafür bewunderte ich ihn. Manchmal.

»Opa, können wir jetzt los?«

»Ja, jetzt geht's los.«

Sie umklammerten ihre kleinen, wahrscheinlich mit nichts weiter als mit Kuscheltieren gefüllten Rucksäcke, drückten sie sich an ihren Bauch und schauten erwartungsfroh nach vorn.

»Tschüss, Peter.« Wir umarmten uns. »Ich denke, ich hole die Kinder dann morgen oder übermorgen ab. Je nachdem, wie hier alles läuft.« Ich steckte meinen Kopf noch einmal in den hinteren Teil des Wagens, gab Sophie einen Kuss, strich Jeremias über die Wange und sagte: »Macht's gut, ihr beiden. Viel Spaß.« Peter schloss die Türen, ließ den Motor an und fuhr vorsichtig, kaum hörbar vom Parkplatz. Ich winkte ihnen hinterher und warf ihnen einen Luftkuss zu. Auch wenn ich hinter den Scheiben nichts sehen konnte, wünschte ich mir in diesem Moment nichts sehnlicher, als dass die beiden mich sahen und zurückwinken würden.

18

Als ich zu Hause ankam, war es kurz vor neun. Im Flur herrschte noch das Chaos des Aufbruchs von letzter Nacht, vermutlich hatte Birte nur eben das Nötigste zusammengerafft und den Rest einfach auf dem Boden liegen lassen. Ich warf den Schlüssel auf den Küchentresen, das Haus roch wie zwei Tage nicht gelüftet. Es war seltsam, an einem frühen Freitagmorgen nach Hause zu kommen, eine Zeit, zu der man üblicherweise aufbricht. Es fühlte sich an, als wäre ich nach einem vierwöchigen Urlaub zurückgekehrt; über alles hatte sich eine Schicht Fremdheit gelegt. Ich machte mir einen Toast und einen Kaffee, setzte mich an den Esstisch und blätterte in der Zeitung, doch ich las nur über die Zeilen hinweg, ohne ihren Inhalt wirklich zu verstehen. Trump und noch mal Trump. Der Typ war die Pest. Ich erwog, noch mal ins Büro zu fahren oder von zu Hause ein paar Mails wegzuarbeiten, merkte aber, dass ich mich dazu nicht in der Lage fühlte. Immerhin schaffte ich es noch, meinen Kontostand zu checken, und tatsächlich – die Fünfundzwanzigtausend waren da! Ich schickte ein Dankgebet zum Himmel und überwies das Geld sofort weiter aufs Konto der neuen GmbH. Anschließend legte ich mich kurz hin. Ich wollte nur ein, zwei Stunden schlafen, um dann noch etwas zu erledigen. Doch irgendwann erwachte ich in einem surrealen Dämmerlicht zwischen Tag und Nacht. Anfangs wusste ich überhaupt nicht, wo ich war. Draußen war es schon fast wieder dunkel. Mir war schwindlig, ich war unterzuckert und saß erst mal zehn Minuten in der Stille auf dem Sofa, um mich zu sortieren. Ich schaute auf mein Handy, kurz vor sechs. Hatte ich den ganzen Tag geschlafen? Ich schrieb Birte eine SMS und fragte, wie es ihr gehe und ob ich noch mal vorbeikommen solle, dann stemmte ich mich hoch, stand noch etwas unsicher und schaffte es gerade bis zur Kücheninsel. Ich stützte mich ab und überlegte weitere fünf Minuten, was ich mit diesem seltsamen Tagesrest noch anfangen sollte. Essen. Trinken. Danach vielleicht noch fernsehen. Ich warf einen Blick in den Kühlschrank. Nur Senf und Licht, haben wir früher immer gesagt und uns dann eine Pizza bestellt. Normalerweise hätte ich heute einen Großeinkauf gemacht. Lohnte sich das jetzt noch? Im untersten Fach fand ich ein paar Eier und eine Tupperdose mit gekochten, teils bereits bläulich verfärbten Kartoffeln. Aus dem Vorratsraum holte ich mir eine Flasche Wein, goss mir ein Glas ein, schnitt die Kartoffeln in dünne Scheiben und schob sie mit dem Messer vom Brett in die Pfanne. Dann pulte ich das letzte Stück Butter aus der Folie und ließ es in die Pfanne fallen. Sie schmolz rasch zu einem Buttersee, wurde braun, warf Blasen. Die Kartoffelscheiben bedeckten den Pfannenboden wie ein gelbes Mosaik. Das Fett spritzte. Ich legte den Deckel auf die Pfanne und wartete. Gute Bratkartoffeln brauchen viel Butter und Zeit. Ich stand am Küchentresen und lauschte in den Raum. Das Haus war still und leer, als wäre alles Lebendige durch eine geheimnisvolle Kraft aus ihm entfernt worden. Wie ich mich plötzlich nach unserem Alltag sehnte. Nach den Kindern. Wie sie im Wohnzimmer herumtoben, sich jagen, sich streiten, und ich würde schlichten. Wie ich ihnen das Abendbrot mache und mit ihnen zusammen Kindersendungen schaue, während Birte noch in Ruhe Zeitung liest oder arbeitet. Morgen, Samstag, würde ich mit dem Fahrrad Brötchen holen, in Ruhe das Frühstück vorbereiten, die anderen noch schlafen lassen, solange sie wollen, und dann gemeinsam den Tag planen. Wir würden in Erwägung ziehen, einen Ausflug in den Wildpark oder in die Heide zu machen. Mehr wollte ich nicht. Mit meiner Familie frühstücken und einen Ausflug planen. Ich versprach mir, nie wieder mehr zu wollen. Ich wendete die Kartoffeln, salzte und pfefferte sie, zerrieb trockenen Oregano zwischen Daumen und Zeigefinger, legte den Deckel wieder auf die Pfanne, trank Wein. Wie viele Abende hatte es gegeben, an denen ich mich nach einem solchen Alleinsein gesehnt hatte? Mitten im Stress, die Kinder lärmen, Birte hat schlechte Laune. An solchen Abenden hatte ich mir immer genau das vorgestellt. Ein Glas Wein, für mich sein, Ruhe. Oder Musik, so laut, wie ich es wollte. Und nun? Konnte ich mit dem Alleinsein nichts anfangen. Ich war so sehr auf Gemeinschaft konditioniert, dass mir das Alleinsein wie ein schrecklicher Zustand des Mangels vorkam. Ich setzte noch mal das Glas an die Lippen, trank es aus. Der Wein schmeckte sauer. Ich goss mir trotzdem nach. Mein Handydisplay leuchtete auf. Birte hatte geantwortet. Sie habe fast den ganzen Tag geschlafen. Nein, ich brauche nicht kommen, es sei nichts weiter passiert.

Die Bratkartoffeln waren fertig. Ich ließ sie auf einen Teller gleiten, schnappte mir die Flasche, das Glas und den Teller und setzte mich hinaus auf die Terrasse, auf einen alten Gartenstuhl unter die halb fertige Pergola, stellte das Glas auf den Boden und den Teller auf meine Knie. Der Abend war für Oktober ungewöhnlich mild. Irgendein Hoch schickte noch mal eine sommerliche Schleife zu uns hinüber. Die Bratkartoffeln fühlten sich gut an im Mund, knusprig wie Chips, salzig, buttrig, ein Hauch von Pfeffer. Ich aß, trank und schaute durch die Balken der Pergola in den Himmel. Es war ein klarer, tiefschwarzer Himmel. Schau dir mal diesen Himmel an, hatte Birte in den ersten Wochen nach dem Umzug aufs Land gesagt, überrascht wie ein Kind, das zum ersten Mal die Sterne sieht. Ich musste an den ersten Abend mit Frieda denken, als ich mit ihr auf dem Balkon in der Gleimstraße stand und in den Berliner Himmel schaute. Ich musste an den zweiten Abend mit Frieda denken – gestern, war das erst gestern gewesen? –, als ich mit ihr an der Spree stand und in den Himmel blickte, während mein Kind starb. Der Schwan breitete seine Flügel weit aus, hinter ihm schimmerte die Milchstraße. Er flog unter ihr hinweg, ein Kreuz mit abgeknickten Schwingen. Und plötzlich musste ich an das tote Kind denken. Es kam mit einer solchen Macht zu mir, dass mir kurzzeitig übel wurde und ich das Gefühl hatte, etwas anderes hätte Besitz von mir ergriffen. Ein Raunen ging durch meinen Körper, ich griff mir an den Bauch und befürchtete, das Virus käme zurück und ich müsste mich jeden Moment übergeben. Ich wollte dieses Kind jetzt unbedingt. Ich wollte es in den Armen halten und in den Schlaf singen. Ich wollte es an meine Wange drücken und ihm Nähe und Geborgenheit geben. Ich flüchtete mich in den irren Gedanken, dass dieses Kind vielleicht doch noch zu retten sei, dass das Ei doch irgendwie den Weg in die Gebärmutter gefunden hatte und dort im Warmen neun Monate lang ausgebrütet wurde. Ich war schuld am Tod des Kindes. Ich war schuld daran, dass dieses Kind kein Leben hatte. Ich hasste mich dafür, dass ich mit Frieda geschlafen hatte, während Birte, sich vor Schmerzen krümmend, versucht hatte, mich zu erreichen. Hatte ich ein Leben verhindert, weil ich zu sehr mit mir selbst beschäftigt gewesen war? Es tat gut, die ganze Schuld auf mich zu nehmen. Es war befreiend. Und es war schrecklich. Es war so schrecklich, dass ich am liebsten zusammen mit dem Kind gestorben wäre. Was wärst du wohl für ein Mensch geworden, du, mein drittes Kind? Ich habe hundert Spitznamen für dich, alle fallen mir in diesem Moment ein, und ich hätte sie dir alle gegeben. Ich nenne dich kleine Schildkröte, wenn du auf dem Bauch liegst und zappelst, ich nenne dich mein Träumerchen, wenn du in die Luft starrst, um diese Welt zu begreifen, ich nenne dich kleiner Mann, wenn du ein Junge bist, oder Madamchen, wenn du ein Mädchen bist. Ich nenne dich Specki, wenn deine Arme und Beine dick werden wie Würste, ich nenne dich Knurrhahn, Knöterich oder kleine Krähe, denn du kennst Hunderte Arten, die Luft durch den Mund zu pressen, und mit deinen Quetschtönen kannst du mehr sagen als die meisten Erwachsenen. Du holst tief Luft und seufzst, weil die Welt da draußen so unverständlich ist. Wobei. Für dich ist das Leben einfach. Essen. Schlafen. Liebe. Ich nenne dich kleiner Fratz, wenn du mich anlachst, Racker, Rabauke oder Knutschkugel, kleiner Klops, wenn du uns aus deinem runden Gesicht anschaust, mein kleiner Nacktfrosch, wenn ich dich wickele, mein Knirps oder Drops. Ich nenne dich kleine Stinkmorchel, wenn die Windel voll ist, du Strahlemann, wenn du morgens aufwachst und »da« sagst, denn »da« bedeutet für dich die Welt. Ich nenne dich kleines Paket, wenn du kompakt und schwer in meinen Armen liegst, du Mops, wenn deine Speckfalten überquellen und sich an den Gelenken tiefe Ringe bilden, als wären sie mit einem Gummi eingeschnürt, ich nenne dich Schlawiner, Schelm oder einfach nur mein Schatz. Mein größter Schatz. Ich stelle mir vor, was du für ein Leben gehabt hättest, welchen Beruf du gewählt hättest, ob du viele Kinder bekommen hättest und diese Kinder wiederum Kinder. Du hättest eine neue Generation begründen und die Welt verändern können, aber ich habe dich deines Lebens beraubt. Ich will dich mit deinen Geschwistern spielen sehen, streiten, vertragen, lesen, rennen. Ich habe ihnen eine Schwester oder einen Bruder genommen, ich habe dich ihnen vorenthalten, du hättest sie gemocht. Wie soll ich das jemals wiedergutmachen? Ich bedecke deinen Körper mit Küssen, deinen toten Körper, ich weine, ich verstecke meinen Kopf in meiner Armbeuge, obwohl niemand da ist, vor dem ich mich verstecken müsste, ich drücke meine Nase in deinen Hals, ich rieche deinen Geruch, meine kleine Schildkröte. Ich will, dass du bei uns bleibst, ich will mein Leben mit dir teilen, ich will, dass du da bist, und wenn du nicht bist, will ich auch nicht sein.

Ich wusste nicht, wie spät es war. Ich hob die Weinflasche schräg gegen das Licht und goss mir den letzten Schluck ein, da hörte ich im Haus ein Geräusch. Im Obergeschoss fiel etwas um, und ich dachte im ersten Moment, Birte ginge ins Bad und machte sich fertig fürs Bett. Dann erst fiel mir ein, dass sie gar nicht da war. Und dass wir im Obergeschoss noch gar nicht wohnen konnten.

Ich erhob mich aus dem Stuhl, indem ich mich mit der Kraft meiner Arme an den Lehnen wie an Holmen hochdrückte, und machte ein paar Schritte auf die Wiese hinaus, in Richtung des Grabens. Das Rascheln der Birkenblätter klang wie schnelle Schritte im Laub. *Zilpzilpzilp*. Irgendwo hatte ich gelesen, dass die Oberfläche der Birkenblätter so rau sei, dass sie die Blätter der Nachbarbäume nach und nach kaputt rieben, so lange, bis sie ganz allein dastünden. Ich ging noch ein paar

Schritte weiter und schaute aus einiger Entfernung ins Obergeschoss hinauf. Es war dunkel. Nichts zu sehen. Es tat gut, sich zu bewegen. Die Bäume waren vom Terrassenlicht seitlich erleuchtet und warfen lange Schatten ins Dunkel. Die Blätter zitterten leicht, jedes einzelne schaukelte schnell hin und her, obwohl kaum ein Wind ging. Es war kalt. Ich war betrunken. Ich zitterte. Zögerlich ging ich ins Haus hinein, ließ den Teller und das Weinglas draußen stehen und machte die Tür hinter mir zu. Wie spät war es eigentlich? Durch den Tagesschlaf hatte ich jegliches Zeitgefühl verloren. Kurz nach neun. Ich zog die Vorhänge zu und schaltete den Fernseher an, schaute den Wetterbericht, zappte mich durch das Programm und wieder zurück, blieb gelegentlich bei *Herr der Ringe* hängen, dann wieder bei einer Naturdoku, *Die Geheimnisse des Wattenmeers*, schaute beides parallel, da ich *Herr der Ringe* schon mindestens drei Mal gesehen hatte. Ich wünschte mir nur, dass dieser Abend so schnell und so lautlos wie möglich zu Ende gehen würde, dass ich gleich in einen tiefen Schlaf fallen und morgen früh frisch erwachen würde. Ich dachte gerade darüber nach, mir noch eine Flasche Wein aus dem Keller zu holen, da hörte ich im Obergeschoss wieder ein Geräusch. Verdammt. Sollte ich oben nachschauen? Hatte ich eine Wahl? Ich ließ den Fernseher laufen, nahm die große Taschenlampe mit, die seit Monaten im Schuhregal lag, da die Gartenbeleuchtung noch nicht funktionierte, und stieg, vor mir her leuchtend, langsam die Treppe hinauf. Die Treppenstufen waren aus blankem Beton, denn die Eichenbohlen, die daraufgeklebt werden sollten, waren noch nicht fertig. Wir konnten sie uns noch nicht leisten. Ich öffnete die Tür zum Obergeschoss, leuchtete nach links um die Ecke.

Nichts. Ich öffnete die Tür ein Stück weiter, hielt die Taschenlampe sehr fest, um zur Not zu einem Schlag ausholen zu können. Ich erinnerte mich daran, wie Kommissare in Filmen immer in fremde Häuser eindrangen, und dachte kurz darüber nach, es zu machen wie sie, sich schnell in eine Ecke oder an eine Wand drücken, sich den Raum aneignen, um nicht zur Zielscheibe zu werden. Aber dann fand ich das albern. Ich lauschte. Hörte nichts mehr. Dann bog ich nach links ab, in das zukünftige Arbeitszimmer. Auf dem Boden lagen noch die rauen Spanplatten, die Dielen waren noch nicht verlegt, sondern lagen in langen Paketen in einer Ecke. Farbeimer standen herum, gegen die Wände lehnten Farbrollen, es sah aus wie ein in Grau getauchtes Stillleben. Ich leuchtete in den Raum hinein, der Lichtkegel glitt die Wände entlang. Die Wände waren noch nicht gespachtelt, sie hatten Narben, Flecken, tiefe Kerben, die Schatten warfen. Als ich mit dem Licht gegen ein schwarzes Fenster leuchtete, blendete ich mich selbst, sodass ich für einen Moment nichts sah. Etwas wischte an mir vorbei, so fühlte es sich zumindest an. Nein, der Raum war leer. Die Trittschalldämmung aus Kork dämpfte meine Schritte, an den rauen Spanplatten blieben meine Strümpfe hängen, es gab jedes Mal ein leichtes, kaum hörbares Reißen, wenn ich einen Schritt machte. Hinter den Türzargen quoll der Bauschaum hervor, wolkige Gebilde, die mit einem Teppichmesser abgeschnitten werden mussten. Es war kalt hier oben. Die Heizung hatten wir hier so gut wie nie an.

Ich drehte mich um und ging weiter in eines der Kinderzimmer, leuchtete rundherum. Hier war der Holzboden bereits halb verlegt, immer ein Stück versetzt, wie eine liegende Treppe. Das Dachfenster war gekippt. Wieso das? Hatte Birte hier gestern noch gelüftet, weil die Kinder oben gespielt hatten? Ich schloss das Fenster, leuchtete noch die anderen Räume aus, doch hier war nichts. Sicherheitshalber schloss ich trotzdem die Tür zum Obergeschoss hinter mir ab.

Um mich zu beruhigen, schaute ich noch eine Stunde weiter fern, bis sich das Gefühl einer Lähmung einstellte. Ich schaffte es gerade noch, meine Zähne zu putzen, dann fiel ich ins Bett. Doch als ich auf dem Rücken im Dunkeln lag, war an Schlaf plötzlich nicht mehr zu denken. Der Versuch, mich mittels Alkohol zu betäuben, verkehrte sich ins Gegenteil. Er wirkte seltsamerweise nur auf meinen Körper beruhigend, auf mein Hirn übte er eine belebende Wirkung aus. Ich war wach und hell und glasklar im Kopf, als hätte ein Anästhesist die Betäubungsmittel falsch dosiert. Ich zog mir die Decke über den Kopf und zählte, um einzuschlafen, meine Atemzüge. Ich zählte und zählte. Hundert, zweihundert, dreihundert, fünfhundert, tausend. Wie schnell ich bei tausend Atemzügen angelangt war. Wie viele Atemzüge hat ein Mensch in seinem Leben? Ich wünschte, Birte läge neben mir, ich könnte näher an sie heranrücken, meine Füße fänden ihre Füße, unsere Rücken fänden Halt aneinander, wie früher, in unseren ersten Jahren. Aber sie war nicht da. Ich wälzte mich von einer Seite auf die andere. Jetzt, wo ich schlafen wollte, unbedingt schlafen wollte, wehrte sich mein Körper mit allen Mitteln gegen den Schlaf. Vielleicht döste ich halb weg, ich wusste es nicht, da knallte etwas in meinem Kopf, als wäre eine straffe Schnur gerissen oder eine Sehne über einen Knochen geschnellt. Ich hörte das tote Kind. Es rief nach mir, *Papa,* rief es leise, ganz leise, sodass ich es kaum hören konnte, von oben, ja, es kam vom Obergeschoss, ein Hauchen nur, ein fast zärtliches Hauchen dicht neben meinem Ohr: *Papa.* Ich tastete mit der Hand nach den Ohropax auf meinem Nachttisch und stopfte sie mir in die Ohren. Hörte ich das Rufen noch? So leise, es war so leise, übertrat kaum die Schwelle der Wahrnehmbarkeit, ich wusste es nicht, ich konnte es nicht einschätzen, da die Ohrstöpsel alles dämmten. Doch. Da war es noch immer. *Papa.* Ich stopfte sie tiefer hinein, bis ich fürchtete, sie nicht mehr herauszubekommen. Ich zog die Decke über den Kopf, atmete, zählte, ich schwitzte. Ich schlug die Decke zur Seite und schaute ins Dunkel. Nichts war da. Nichts, was mich schützte. Auf mir lag eine Decke aus Dunkelheit, und sie war sehr leicht. Nein. Das ging nicht, das hielt ich nicht aus. Ich zog die Ohropax aus den Ohren, der Staudamm barst, und wie ein Schwall trafen feinste Geräusche auf mein ungeschütztes Trommelfell. Plötzlich nahm ich alles wieder wahr. Das Rauschen der Bäume, nachts. Ein leises Fiepen der Heizung. *Papa.* Das Andere, das Fremde, es war da, es war ins Haus eingedrungen, es war die ganze Zeit da gewesen, ich hatte es nur nicht wahrgenommen. Schlief ich, war ich wach? Träumte ich? Ich wusste es nicht, alles ging durcheinander. Ich dachte: Dann soll es eben so sein. Dann liefere ich mich der Dunkelheit aus, ich stelle mich ihr, denn anders ist es nicht auszuhalten.

Das war mein letzter Gedanke. Das Nachgeben entspannte. Es war drei oder vier Uhr morgens, als ich tatsächlich einschlief, weniger aus Müdigkeit als aus Erschöpfung.

Als ich am nächsten Morgen erwachte, war es halb neun. Ich hatte tatsächlich geschlafen. Ich war tatsächlich erwacht. Die Sonne schien durch die Jalousien ins Schlafzimmer, mein Kopf war ein wenig schwer, aber ich fühlte mich erstaunlicherweise ausgeschlafen.

Ich machte mir einen Kaffee und rief Birte im Krankenhaus an. Bei ihr gab es nichts Neues. Die Ärzte wollten sie zur Sicherheit noch bis Montag dabehalten. Ich schlug vor, sie nach dem Frühstück zu besuchen.

»Du, mir ist im Moment nicht nach Gesellschaft, bleib ruhig zu Hause. Du kannst hier sowieso nichts ausrichten.«

Ich war etwas konsterniert und nicht sicher, wie ich das verstehen sollte. Das kannte ich nicht von ihr, diesen Impuls des Rückzugs und der Abgrenzung.

»Wirklich?«

»Ja, ich brauche einfach gerade ein wenig Zeit für mich.«

Einen Moment überlegte ich, einfach am Nachmittag mit zwei Stücken Pflaumenkuchen bei ihr aufzutauchen, aber aus welchem Bedürfnis heraus? Weil ich das Gefühl hatte, sie entziehe sich mir? Aus Schuldgefühlen? Weil ich selbst bedürftig war? Nein, ich musste ihren Wunsch respektieren. Wir sprachen noch kurz über die Kinder. Sie hatte heute Morgen schon mit ihnen telefoniert. Peter und Renate wollten einen Ausflug mit ihnen machen, sie waren also gut versorgt. Etwas unterkühlt verabschiedeten wir uns voneinander. »Bis morgen«, sagte ich noch. Was sollte ich mit diesem Tag allein anfangen? Ich könnte arbeiten, sicher, aber es war erschreckend, dass mir jenseits dessen nichts mehr einfiel.

Ich zog mich an, schwang mich aufs Rad, fuhr die lang gestreckte Gniddenborg entlang zum Bäcker, unter alten Eichen hindurch, deren ausladende Äste eine Kuppel über der Straße bildeten. Die leeren Kappen der Eicheln knackten unter meinen Reifen, und manchmal machte ich absichtlich einen Schlenker, um eine von ihnen zu überfahren. Ich kaufte mir zwei Croissants, fuhr zurück, grüßte gelegentlich Menschen mit einem *Moin* oder einfach nur mit einem Heben der Hand, wie man das hier halt so machte. Zu Hause machte ich mir einen Kaffee mit einem Turm aus Milchschaum, setzte mich auf den noch feuchten Gartenstuhl, tunkte das erste Croissant in den Schaum, biss ab und schaute in meinen Garten, in *meinen*

Garten, auf die Bäume und auf die Felder dahinter. Es war ein kühler Morgen, die Grashalme bogen sich unter der Last der Tautropfen und funkelten im Licht der ersten Sonnenstrahlen. Der Kaffee dampfte, die Luft war kalt und klar. Hinter den Eichen fuhr ein Trecker vorbei und transportierte einen Strohballen auf der Gabel. Weit oben zog eine Schar Gänse gen Süden, krächzend. Mich packte ein Drang nach körperlicher Arbeit. Ich spürte mit einem Mal eine solche Kraft in mir, dass ich den Rest des Milchkaffees hinunterkippte, meine Arbeitsjeans und meine Gummistiefel anzog, mir die Arbeitsweste überwarf und den alten Spaten schnappte, der gegen die Hauswand lehnte. Es war der Spaten meines Vaters, irgendwann hatte er ihn mir geschenkt. Ein Spaten mit einem von Schwielen glatt gewetzten, leicht wackelnden Griff und einem angerosteten, aber scharfen Blatt. Ich begann, den krautigen Boden neben der Terrasse umzugraben, stach den Spaten in die Erde, sammelte die Quecken heraus, klopfte das Erdreich von den Wurzelballen und warf das Unkraut auf einen Haufen. Mit jedem Stich in den Boden holte ich die schwarze Erde hervor und warf sie um. Glatte, regennasse Erdbrocken, auf die ich, wenn sie zu groß waren, einmal mit der Rückseite des Spatenblattes hieb, wie es mein Vater immer getan hatte. Ein dumpfes Klatschen, dann zerfiel die Erde in kleinere Krumen, und Regenwürmer wanden sich in ihren Löchern. Ich überlegte, was ich hier anpflanzen könnte. Erbsen vielleicht. Die Kinder liebten Erbsen. Stauden, die blühten, Bienen und Schmetterlinge anlockten. Was auch immer, einen nahrhaften Garten wollte ich anlegen. Die aufgeworfene Erde harkte ich glatt, begrenzte das Beet mit ein paar Feldsteinen, die auf einem Haufen am Grundstücksrand lagen. Machte mir einen zweiten Kaffee, setzte mich neben das Beet und begutachtete mein Werk. Eine schwarze Fläche, bereit zu empfangen, bereit zu geben. Ich machte ein Foto und schickte es Birte, gefolgt von einem Kuss-Smiley, starrte aufs Display, wartete auf eine Antwort, aber es kam nichts. Ein kühler Wind trocknete den Schweiß auf meiner Stirn, mein T-Shirt klebte am Rücken. Wenn der Wind in die Bäume fuhr, schwankten sie hin und her, ein Rauschen hob an. Ich schaute hinauf in die Baumkronen und musste an meinen vor einigen Jahren verstorbenen Onkel Max denken. Kurz vor seinem Tod – er lag im Krankenhaus – wollte er um jeden Preis zurück in seinen Garten. Gegen jeden ärztlichen Rat entließ er sich selbst und setzte sich in seinen Garten, ein verwilderter, seit Jahren nicht gepflegter Garten am Rande von Berlin, zugewachsen und von außen uneinsehbar. Er saß da, fütterte die Vögel, fütterte die Katze und schaute auf die Lärche, die er vor vierzig Jahren gepflanzt hatte, die ihre Äste weit über das Hausdach ausbreitete und alles in einem Radius von zwanzig Metern mit Nadeln übersäte. Er saß einfach nur da und schaute ins Grün und lauschte den Bäumen. Der Garten war das Einzige, was für ihn am Ende noch von Bedeutung war, ein Hintergrundrauschen, das man nur wahrnahm, wenn man still auf einem Stuhl saß und nichts tat.

Ich trank eine Flasche Wasser leer und fuhr zu Piechowski, eine kleine, am Rand eines Waldes gelegene und auf Stauden spezialisierte Gärtnerei. *Herbstzeit ist Pflanzzeit* stand auf einem Banner, das quer über die Einfahrt gespannt war. Ich streifte durch die Reihen frischer und verwelkter, verwachsener und neu eingetroffener Pflanzen, vorbei an Obstbäumen und Sträuchern, die Namen hatten wie Finkenwerder Herbstprinz, Pannemannapfel oder Roter Berlepsch. Ich sah die letzten, welken Farben der Spätblüher, das Altrosa der Fetten Henne, das Ultramarin des Mönchspfeffers und das versteckte Violett der Katzenminze. Ich rieb Oregano zwischen den Fingern und rotblättriges Basilikum und roch anschließend an meinen Fingerkuppen. Bei jeder Pflanze blieb ich stehen, klappte das weiße, meist unter Blättern verborgene Schild um und las die Namen. Wasserdost. Sanddorn, Akelei. Das waren Namen, die klangen wie ausgestorbene Berufe. Wolliger Schneeball, Berberitze, Öhrchenweide, Lungenkraut, Gedenkemein. Es war ein Fest der Namen, da klang etwas aus dem Altdeutschen herüber, mit dem ich seit dem Studium nichts mehr zu tun gehabt hatte. Ich lud einige Stauden und Büsche auf einen der Handkarren, die hier jeder hinter sich herzog, lud alles vorn an der Kasse ab und bezahlte. Zu Hause begann ich zu pflanzen, setzte zwei Holunderbüsche an verschiedene Ecken im Garten, grub Pflanzlöcher für die Stauden, setzte die großen nach hinten, die kleinen nach vorn, schlämmte ein, drückte die Erde fest an. Ich grub, pflanzte, wässerte, ich vergaß das Essen, das Trinken, meinen Körper. Ich vergaß die Zeit.

»Grüß dich.«

Ich schreckte auf. Schaute in den Himmel, der sich schon fast wieder abendlich färbte. Malte stand neben mir.

»Na, machste alles schick hier? Wenn du Hilfe brauchst, sag Bescheid.«

»Danke. Ich glaube, für heute bin ich fertig.«

Ich stapelte die Pflanztöpfe ineinander und räumte sie beiseite. Dann streckte ich mich und bog meinen Rücken durch.

»Schon gehört? Die beiden letzten Grundstücke sind weg.«

»Tatsächlich? Wer hat sie denn gekauft?«

»Der Wilkens.«

»Der schon wieder?« Ich zog den Spaten aus der Erde und klopfte die daran klebenden Erdbrocken ab.

»Ich hatte auch für eins der beiden geboten, aber er hat dreißigtausend mehr geboten.«

»Dreißigtausend? Mann.«

»Dem musst du erst mal die ganze Luft aus dem Körper pumpen, so aufgeblasen ist der. Also, sag Bescheid. Ich muss.«

Wir hoben zum Abschied unsere Hände. Ich schaute aufs Handy. Von Birte immer noch nichts.

19

Gut eine Woche später stand ich wieder am Bahnhof in Hamburg und wartete auf den ICE Richtung Berlin. Fast fühlte es sich schon wie Routine an. Als ich am Bahnhof wieder neben derselben Raucherecke wartete und wieder auf dieselbe zerbröselnde gelbe Linie am Boden blickte, halb unter dem Winkel einer Betontreppe, wo der Wind den Müll sammelte, Altpapier, Plastikflaschen, Laub, hatte ich das Gefühl, diesen verlorenen Ort fast schon lieb gewonnen zu haben. Jeder Ort konnte Heimat werden, wenn man sich nur oft genug an ihm aufhielt. Wir machten ihn zur Heimat, uns blieb gar nichts anderes übrig. Wir waren verdammt dazu, eine Heimat zu haben. Doch in dem Moment, in dem mir dieser Aufbruch gerade zur Gewohnheit geworden war, würde ich ihn beenden. Ich würde diese immer gleiche Reihe von Handlungen beenden, bevor sie mir zu sehr Heimat werden würde.

Der Zug fuhr ein, die Räder kreischten, der Wind wirbelte noch einmal den Müll unter der Treppe auf, ich suchte mir im Zug einen ruhigen Platz ohne Sitznachbarn.

Birte war am Montag aus dem Krankenhaus entlassen worden. Sie war immer noch schwach, und ein Trauerschleier lag über ihrem Gesicht, eine neue Blässe, die ich so noch nie an ihr gesehen hatte. Manchmal hielt sie inne, schaute aus dem Fenster, einmal fing sie einfach an zu weinen. Sie fand nur langsam zurück in den Alltag, brachte, sobald sie körperlich dazu in der Lage war, die Kinder wieder in die Kita. Ich hatte den Schreibtisch voll. Seit Rathgen in die Firma eingestiegen war, hatte sich der Druck verdoppelt. Er machte Tempo, alles musste immer sofort passieren, er verlangte zweihundertprozentigen Einsatz von mir. Ich hatte das Gefühl, er wollte gleich zu Beginn meine Belastbarkeit prüfen. Was privat bei uns los war, interessierte ihn nicht.

Ich hatte wieder einen Termin bei Springer, und wenn alles lief, wie ich es mir vorstellte, würde es der vorerst letzte Termin in Berlin werden. Es war ein Freitagnachmittag. Ich wusste nicht, wie lange das Gespräch bei Springer dauern würde, daher hatte ich zur Sicherheit ein Zimmer im Motel One gebucht. Aber auch, weil ich nicht noch einmal bei Frieda übernachten wollte. Heute würde ich endgültig alles klären. Während der Zugfahrt hatte ich mich eigentlich noch auf den Termin vorbereiten wollen, aber ich dachte stattdessen die ganze Zeit darüber nach, wie ich das Gespräch mit Frieda beginnen sollte. Frieda, wir müssen reden. Frieda, ich muss dir was sagen. Gab es überhaupt eine nicht floskelhafte Trennung? Frieda, du bedeutest mir sehr viel. Aber. Ja, was eigentlich? Zwischen Frieda und mir war etwas gewachsen, doch wenn ich es weiterwachsen lassen würde, würde es zerstörerisch werden. Diese Endgültigkeit. Nie wieder ihr Körper, nie wieder ihre lakonische, pragmatische Art. Nie wieder diese Intensität, der Blick von der Gleim, während sie mich von hinten umarmt. Nie wieder ihre Musik, ihre Nudeln, nie wieder auf diese Weise lieben und geliebt werden. Aber hatte ich nicht den Familienalltag gewollt? Vor wenigen Tagen noch? Hatte ich mir nicht geschworen, nur noch den Alltag zu wollen und nichts anderes mehr? Wie sollte das gehen, sich mit dem zufriedengeben, was man hat? Dann würde ich heute noch in Rathenow bei meiner Mutter wohnen. Wo endet das Wachstum, wo beginnt die Gier?

Der Zug fuhr im Berliner Tiefbahnhof ein, Frieda stand diesmal nicht am Gleis, ich fuhr direkt weiter zu meinem Termin. Einen Vorteil hatte die bevorstehende Trennung von Frieda immerhin: Sie machte mich gelassen für das Gespräch mit Herrn Modin. Der Abschied von Frieda zog alle Energien auf sich, sodass ich frei war für die Verhandlungen mit Modin und sachlich, fast gleichgültig auftreten konnte.

Vier Stunden später stand ich wieder vor der Tür in der Gleimstraße 16, alles kam mir vor wie ein Déjà-vu. Ich klingelte, drückte die schwere Tür auf, sah meinen Scheitel in den Spiegeln des Flurs schweben, sah die übervollen Briefkästen – leerte sie überhaupt jemals jemand? – und arbeitete mich die knarzenden Stiegen hinauf. Frieda begrüßte mich lächelnd, sie schlang ihre Arme um mich, und ich umfasste ihre Taille. Sie klammerte sich mit ihrem Bauch und ihren Beinen an mich, als wollte sie mich schon jetzt nicht mehr loslassen, als müsste sie schon jetzt eine Distanz überbrücken, die ich noch gar nicht hergestellt hatte. Vielleicht spürte sie mein Zögern, spürte, dass ich ein paar Sekunden zu lang in der Tür stehen blieb.

»Uh, bist du kalt«, sagte sie, als ich mit meinen Fingern ihren Rücken berührte. »Komm erst mal rein.«

Ich hatte Hunger. Es war gegen sechs. Wie sollte ich mich verhalten? Es jetzt schnell aussprechen und gleich wieder verschwinden? Oder in Ruhe beim Essen?

»Geh doch schon mal ins Wohnzimmer. Ich mach wieder Nudeln.« Sie lachte dabei, und ich wusste nicht, ob es ironisch oder ernst gemeint war. »Heute gibt's auch eine andere Soße.«

Ich hängte meine Jacke an die Garderobe, band meine Schuhe auf und stellte sie neben den weißen Schuhschrank, in dem drei Paar von Friedas schief gelatschten Sneakern standen. Im Wohnzimmer setzte ich mich wieder an den hellen Buchenholztisch und fühlte mich wie vor einem Vorstellungsgespräch. Die ZEIT lag aufgeschlagen da, ich überflog die Schlagzeilen, blätterte sie durch, legte sie wieder weg, kaute an den Fingernägeln, stand auf, schaute ihr Bücherregal durch, ging hinaus auf den Balkon. Es zog kalt herein, ich fror und schloss die Tür sofort wieder. Schließlich ging ich doch zu ihr in die Küche, hier war es wärmer, nahm mir ein Bier aus dem Kühlschrank und schaute ihr über die Schulter.

»Na«, sagte ich und gab ihr einen Kuss auf den Hals. »Was wird es diesmal?«

»So was wie Bolognese.«

Ich deckte den Tisch und war schon wieder gefangen in unseren Ritualen. Irgendwie hatte ich den Moment verpasst. Erleichtert, es *jetzt* noch nicht aussprechen zu müssen, trug ich die Sachen aus der Küche ins Wohnzimmer. Im Stillen hinterfragte ich die Entscheidung, die ich im Zug getroffen hatte. Ich dachte: ein bisschen noch. Noch zwei-, dreimal, warum denn schon heute? Niemand zwang mich dazu, es heute auszusprechen. Plötzlich fühlte ich mich so befreit durch den von mir selbst gewährten Aufschub, dass ich beim Essen geradezu ausgelassen war. Wir unterhielten uns über die Vor- und Nachteile des Landlebens und des Stadtlebens. Ich erzählte ihr von Buchholz, von unseren Nachbarn, die einerseits nett und hilfsbereit waren, dann auch wieder ziemliche Spießer, woraufhin Frieda fragte, woran man Spießer erkenne. An der Art, wie sie den

Rasen mähen, sagte ich, daran, dass der Rasen überhaupt eine solch große Bedeutung hat. Alle sparen auf den Carport, man legt den Garten an, pflastert, wässert, fängt an, sich über Unkraut in den Fugen zu ärgern, die ganze Bedeutungswelt verschiebt sich hin zu Nichtigkeiten. »Ich selbst nehme mich da gar nicht aus. Ich war entsetzt, als ich neulich anfing, mir über die Nummernschilder der Autos Gedanken zu machen.«

»Was kann man sich denn da für Gedanken machen?«

Ich erklärte ihr, dass es bei uns eine Art unausgesprochene Regel sei, sich nach einem komplizierten Schlüssel Kennzeichen für den Erst- und den Zweitwagen auszusuchen. Meist werden die Anfangsbuchstaben der Vornamen des Paares genommen und dann kommt eine Zahl hinzu, die entweder den Geburtstag eines der beiden darstellt oder das Datum, an dem sie zusammengekommen sind oder geheiratet haben, eine Art Geheimcode, an dem man vorbeifahrende Autos sofort erkannte.

»Pff, ihr habt ja Probleme.«

»Eben!«, sagte ich. »Aber es hat auch etwas Beruhigendes, wenn die Welt so berechenbar ist, wenn der Nachbar genau dasselbe tut wie du. Wenn dein Haus und dein Garten genauso aussehen wie die nebenan. Am Ende läuft es immer darauf hinaus, dass du wirst wie deine Nachbarn. Niemand hält es lange aus, in Fundamentalopposition zu seiner Umgebung zu gehen. Man sollte sich also gut überlegen, in welche Gegend man zieht.«

»Na ja«, sagte Frieda, »ehrlich gesagt ist das hier auch nicht anders. Lauf mal über die Kastanienallee. Die sehen alle gleich aus. Das sind Großstadtspießer.«

Wir schwiegen ein paar Sekunden, ich lehnte mich mit einem angenehmen Sättigungsgefühl in meinem Stuhl zurück und dachte darüber nach, ob man durch seine Umgebung geformt wurde oder sie formte. Bestimmte das Sein das Bewusstsein oder umgekehrt?

»Willst du immer hier bleiben?«

»In Berlin?« Frieda kreuzte die Arme vor der Brust und schaute zur Seite, Richtung Fenster. »Ich weiß nicht. Eigentlich ist Berlin scheiße. So kalt. Meistens will ich weg von hier. Vielleicht auch aufs Land.«

Wir saßen vor den leeren Tellern, ich trank mein Bier aus und schaute auf die Uhr. Es war nach neun. Wenn ich in mein Hotel wollte, wäre es höchste Zeit. *Jetzt* wäre der Zeitpunkt. Jetzt. Mit aller Macht drängte mein Vorsatz in mir nach oben, aber bei dem Gedanken, die Trennung auszusprechen, wurde mir schlecht. Rasend schnell wog ich alles gegeneinander ab, ich dachte an zu Hause, an Birte, die Kinder, das tote Kind, ich dachte an Frieda, an ihre Verletzlichkeit, an unsere Abende, die eine Art geheimer Verbindung zwischen uns geschaffen hatten. Panisch suchte mein Gehirn nach einem Anlass für einen Aufschub, doch es gab keinen, und gerade holte ich tief Luft, ohne zu wissen, ob ich mit dem Ausatmen wirklich diesen einen Satz hinausbekommen würde oder doch nur die Bemerkung: »Komm, ich räum den Tisch ab«, da sagte sie: »Ich geh mal duschen, ja? Räumst du schon mal den Tisch ab?«

Zwanzig Minuten später stand sie vor mir, mit Slip und nacktem Oberkörper. Sie sei eher eine, die sich Hals über Kopf in Dinge stürze, sagte sie, während sie sich mit seitlich geneigtem Kopf die Haare abtrocknete, auch wenn man anschließend leiden müsse. Das sei doch schließlich das Leben. Es klang wie die Vorwegnahme dessen, was ich den ganzen Abend versuchte, über die Lippen zu bringen. Ich könnte daran anknüpfen, könnte sagen, ja, so sehe ich das auch, wir haben uns da in was gestürzt … Aber nicht, wenn sie so nackt und ungeschützt vor mir stand. Stattdessen ging ich auf sie zu und umarmte sie. Ihre Haut war noch feucht vom Wasser, ihre Haare rochen frisch und klebten aneinander. Sie schlang ihre Arme um mich und legte ihren Kopf auf meinen Wollpullover. Dass sie nackt und ich angezogen war, kam mir vor wie ein Machtgefälle, das mir unangenehm war. Sie schob ihre Hände unter meinen Pullover, schob ihn nach oben und zog mich schließlich aus, wir fielen aufs Bett, und meine Lippen erkundeten ein letztes Mal ihre straffe Haut, meine Hände folgten den Linien und Wendungen ihres Körpers. Es war alles wie immer, es war alles da, was üblicherweise seine Wirkung nicht verfehlte. Friedas angewinkelte Beine, ihre nach oben gestreckten Arme, die im Liegen flachen Brüste mit den kleinen, hellen Brustwarzen, ihre ganze Hingabebereitschaft, doch heute kamen diese Signale nicht bei mir an. Es war, als sagte mir mein Verstand: Du musst jetzt erregt sein, du musst jetzt Lust empfinden, sie soll nicht spüren, dass es das letzte Mal ist, alles muss ganz normal wirken, ein letztes Mal musst du dieses Zusammensein mit ihr noch genießen. Doch je mehr dieses Du-Musst in mir die Oberhand gewann, umso weniger Lust empfand ich tatsächlich. Ich arbeitete, ich strengte mich an, ich mühte mich ab. Aber es ging nicht. Ich startete einen neuen Versuch, es musste doch gehen. Ich hatte das Gefühl, auf ihrem Körper einen Kampf zu kämpfen, gegen Frieda, gegen mich, gegen meinen Kopf, gegen die Pflicht, immer lustbereit zu sein, fast, dachte ich, leistungsbereit, und dachte an Rathgen und Modin und all die Mails in meinem Postfach, bis mir meine Bewegungen auf Frieda vorkamen wie ein Akt der Verzweiflung. Irgendwann tat ich so, als würde ich kommen, auch wenn es nicht besonders überzeugend wirkte, dann rollte ich auf meine Seite des

Bettes, lehnte mich mit dem Rücken gegen die Wand und versuchte, im Schweigen meine Scham zu verbergen.

Ein paar Minuten später sagte ich: »Frieda. Es tut mir leid. Es geht nicht.«

»Ist doch nicht so schlimm.«

»Ich meine generell. Es geht nicht weiter mit uns.«

Jetzt war es raus. Stille. Draußen war es dunkel, nur das gelblich schimmernde Ewigkeitslicht der Straßenlaternen hinter dem Vorhang.

»Ich hatte befürchtet, dass das irgendwann kommt.« Sie sprach leise, aber gefasst. Ich war in diesem Moment froh, dass wir uns nicht sahen. »Gehofft hatte ich trotzdem.«

Ich erzählte ihr von Birtes Fehlgeburt. Ich sagte tatsächlich Fehlgeburt, um uns die Einzelheiten einer Eileiterschwangerschaft zu ersparen. Ich erzählte ihr von unserem Haus und den Dutzenden Baustellen, an denen ich gleichzeitig arbeitete, ich sprach die Wahrheit aus, und alles, was zuvor zwischen uns passiert war, kam mir nun wie Geplänkel vor. Aber ausgerechnet diese Wahrheit, die eine Distanz schaffen sollte, erzeugte eine neue Nähe zwischen uns, eine echtere, noch nähere Nähe, sodass ich am liebsten wieder auf ihre Seite hinübergerutscht wäre. Aber nein. Das wäre absurd.

»Das hätte so viel Potenzial mit uns. Wir beide in Berlin.«

Ich schwieg.

»Nein, das glaube ich nicht, das muss nicht so sein!« Sie weinte, lehnte sich zu mir hinüber, und ich spürte die Zuckungen ihres Kopfes an meiner Brust, »Ich hab dich doch so lieb.«

Ich lauschte den Geräuschen der lauten Berliner Nacht. Der S-Bahn, den Autos, den Stimmen auf der Straße. Ich legte meinen Arm um sie und sagte nichts. Ich versuchte, den Moment auszuhalten. Irgendwann löste sie sich von mir und sagte:

»Aber es ist okay, jetzt leide ich zwei Wochen, und dann habe ich das ganz durchlebt, so ist das Leben.«

Das überraschte mich. Kein Drama. Keine Szene. Eher ein Gefühl von gemeinsamer Trauer, das uns auf eine bestimmte Art neu verband. Liegen bleiben konnte ich nicht mehr. Jetzt, wo es ausgesprochen war, zog es mich hinaus, ich musste los.

»Ist es okay, wenn ich gehe?«

»Wieso fragst du? Ich kann dich wohl nicht daran hindern.«

Ich zog mich rasch an, sagte, dass ich es schön fände, wenn wir in Kontakt blieben. Sie antwortete nicht, dann zog ich die Tür hinter mir zu, ging langsam Stufe für Stufe hinunter, stellte mir vor, wie sie jetzt dort im Bett lag, in diesem Erinnerungshaufen, der nach uns roch, wie sie vielleicht still weinte oder einfach nur dasaß, und ich versuchte, mein mieses Gefühl der Schuld durch rationale Argumente abzumildern. Es blieben: die Erinnerungen, Bilder von weit nach oben geworfenen Beinen, an Momente auf dem Balkon, an das Konzert. Was blieb, war eine neue Landkarte der Stadt, die es jetzt nur in Frieda und mir gab, über die Stadt verteilte Markierungen von Intensität, die den Rest unseres Lebens nicht mehr verblassen würden.

Ich ging wieder nachts durch Berlin. Es waren heute Abend mehr Leute unterwegs als vor einer Woche. Ich war müde und erschöpft und hatte wenig Lust, jetzt noch durch die halbe Stadt zu fahren, um zu meinem Motel One zu kommen. Ein paar Häuser von Friedas Wohnung entfernt befand sich ein kleines Hostel. Spontan beschloss ich, hier nach einem Zimmer zu fragen. Die junge Frau, vermutlich eine studentische Aushilfe, blätterte in ihrem Buch, nickte, reichte mir einen Schlüssel über die Theke. Ich rief beim Motel One an, stornierte das Zimmer mit der Begründung, dass ich kurzfristig eine private Übernachtungsmöglichkeit gefunden hätte, und ging über den Hinterhof in mein Zimmer. Es handelte sich um ein schmales, klammes Loch im Erdgeschoss mit einem penetrant blinkenden Rauchmelder an der Decke. Der Fernseher war älter als ich und die Tasten auf der Fernbedienung nicht mehr zu lesen. Ich stellte mir lieber nicht vor, wer sie schon womit berührt hatte. Es war trostlos. Ich fragte mich, ob das wirklich sein musste, warum ich nicht neben Frieda lag, wir noch mal hinaus auf die Gleim gingen, Döner aßen, Miranda tranken, uns liebten und morgen spät und lange frühstückten. Es erschien mir absurd, dass ich hier lag und sie hundert Meter entfernt. Ich stellte mich unter die Dusche, denn ich hatte das Bedürfnis, mich zu reinigen von all dem, dem ganzen Tag, diesem ganzen Lebensabschnitt, anschließend zappte ich mich noch eine Stunde lang durch die zwölf Programme, die es gab, wobei auf dem Bildschirm ohnehin kaum etwas zu erkennen war. Als ich noch mal auf mein Handy schaute, sah ich, dass Birte versucht hatte, mich zu erreichen. Schon wieder? Ich war noch traumatisiert vom letzten nächtlichen Anruf Birtes und rief sie umgehend zurück. Doch ihr Handy war ausgeschaltet. Ich fiel in einen unruhigen Schlaf, aus dem ich gegen sechs mit der Befürchtung erwachte, Frieda gleich beim Frühstück zu treffen, da sie hier manchmal Brötchen holte. Die Stunde bis zum Frühstück quälte ich mich mit dem Versuch, noch einmal einzuschlafen. Punkt sieben stand ich mit meinem Teller am Büfett, aß zwei halbe Brötchen und ein wenig Rührei, dann machte ich mich auf den Weg nach Hause.

20

Die Sonne schien von Süden ins Wohnzimmer, und der Fensterrahmen warf lange Schatten auf den feinen, grauen Boden aus Sichtbeton, aber es war seltsam kalt im Haus. Im Gegenlicht sah ich die Handabdrücke der Kinder auf den Scheiben, vor allem auf dem großen Fenster zur Terrasse raus. Sie hatten Fangen gespielt oder waren einfach nur durchs Haus gelaufen, von einer Seite zur anderen, und prallten jedes Mal mit ihren Händen entweder gegen die Wand oder die Scheiben. Ich stellte meinen Rucksack auf einem Küchenstuhl ab und mochte kaum meine Jacke ausziehen. Da sah ich einen Zettel auf dem Tisch liegen, ganz friedlich lag er da, in der Herbstsonne, auf dem aufgeräumten und warm strahlenden Eichentisch, ein herausgerissenes DIN-A4-Blatt mit Birtes schöner, aber flüchtig hingeworfener Handschrift.

Ich bin mit den Kindern bei meinen Eltern und bleibe auch erst mal ein paar Tage dort. Jonas, du bist mir fremd geworden. Wer bist du eigentlich? Was machst du die ganze Zeit? Ich bin gespannt, wie du mir das alles erklärst.

PS: Übrigens, wundere dich nicht, wenn es kalt ist. Die Heizungsanlage ist kaputt.

Das Festnetztelefon lag auf dem Tisch. Ich schaute in die Anrufliste, eine Berliner Nummer. Ich drückte auf Wahlwiederholung. »Motel One, Guten Tag, was können wir für Sie tun?«

Langsam begann ich zu begreifen. Während ich im Hostel unter der Dusche stand, hatte sie versucht, mich zu erreichen, weil die Heizung nicht lief. Ich war nicht ans Telefon gegangen, woraufhin sie im Hotel angerufen hatte. Wo ich nie angekommen war. Weil ich kurzfristig eine private Alternative gefunden hatte. Verdammt. Es fühlte sich an, als wären meine Gedanken gefroren. Jetzt passierte das, wovor ich mich insgeheim immer gefürchtet hatte, ausgerechnet jetzt, wo ich alles hinter mir gelassen hatte. Ich versuchte, Birte auf dem Handy zu erreichen, doch es war immer noch ausgeschaltet. Dann rief ich bei meinen Schwiegereltern an. Es klingelte dreimal, dann ging Renate ran.

»Hi, hier ist Jonas, ist Birte zu sprechen?«

Wortlos reichte sie das Telefon weiter. Ich hörte im Hintergrund Geräusche. Das Klappen einer Zimmertür. Weit entfernt die Stimmen und das Geschrei von Sophie und Jeremias.

»Hi«, sagte Birte leise.

»Hi«, sagte ich. »Alles in Ordnung bei euch?«

»Na ja, wie man's so nimmt, nicht?«

»Die Heizung ist ausgefallen.«

»Gestern Abend, ich hab versucht, sie wieder anzuwerfen, aber ich kapiere diese Anlage einfach nicht.«

Wir schwiegen eine Weile. Ich wusste nicht genau, was sie wusste oder was sie annahm, was sie jetzt von mir erwartete, was ich sagen sollte. Irgendwann sagte sie: »Jonas, was ist los mit dir? Warum sagt mir das Hotel, dass du das Zimmer storniert hast und privat übernachtest? Warum liegen auf deinem Schreibtisch zwei Konzerttickets, obwohl du gesagt hast, du warst allein da? Warum erreiche ich dich nicht, während ich fast draufgehe und ein Kind verliere? Du bist so weit weg von mir. Ich weiß nicht, ob ich das noch kann.«

Wie kam sie denn auf die Konzertkarten? Fieberhaft arbeitete mein Gehirn. Dann fiel es mir ein: Ich hatte die Tickets in mein Portemonnaie gesteckt und dann zusammen mit den anderen Belegen auf meinen Schreibtisch geworfen. Wie achtlos. Vermutlich war sie drauf gestoßen, als sie die Bedienungsanleitung für die Heizung in einer meiner Ablagen suchte.

»Du hast Recht. Du hast mit allem Recht«, flüsterte ich. »Ich würde dir so gern alles erklären.«

Wir schwiegen.

»Und wie geht es jetzt weiter?«

»Ich bleibe erst mal ein paar Tage hier.« Sie machte eine Pause. »Zumindest, solange die Heizung nicht geht.«

»Ich kümmere mich drum, versprochen.«

Im Hintergrund hörte ich Jeremias laut »Mamaaa« rufen. »Ja, ich komme«, rief Birte zurück. »Ich muss mal zu den Kindern.«

»Natürlich.«

»Mach's gut.« Dann legte sie auf.

Eine Fliege summte irgendwo wild gegen eine Scheibe, sonst war es still. Ich öffnete die Terrassentür und schob die Fliege mit der hohlen Hand hinaus ins Freie. Sie surrte davon. Draußen war es fast wärmer als drinnen. Ich ging einmal um das Haus herum und schaute nach den Pflanzen, die ich letzte Woche in den Boden gesetzt hatte. Ich befühlte die Blätter, rieb sie zwischen den Fingern, prüfte, ob sie schlaff herabhingen oder gut im Saft standen, ich schaute an den Kehlen, aus denen die Zweige wuchsen, ob sich vielleicht winzige neue Triebe bildeten, ich stellte mir vor, wie sich die Wurzeln langsam ihren

Weg durch die feuchte Erde suchen würden, wie sie Millimeter für Millimeter den durch die Baufahrzeuge verdichteten Boden aufbrechen und sich auf unserem Grund verankern würden, um dann im nächsten Frühjahr mit ganzer Kraft loslegen zu können. Unser Grund. Ein Wagen rollte heran, es war der Postbote. Ob es dann noch ein Unser gäbe? Ich ging ihm entgegen, er sagte Moin, reichte mir einige Werbeprospekte und ein paar Rechnungen, und wir plauderten kurz miteinander. Wie sich das alles hier verändert habe, sagte er, er sei länger nicht in diesem Bezirk eingesetzt worden. Damals sei das hier alles Acker gewesen. Er schüttelte den Kopf. Ich wünschte ihm einen schönen Tag und ging zurück ins Haus. Ich hatte zwei Dinge zu erledigen. Als Erstes rief ich beim Heizungsnotdienst an und bat darum, so rasch wie möglich jemanden zu schicken. Danach klappte ich meinen Laptop auf und formulierte eine Mail an Toni.

Hi Toni,
ich hoffe, es geht dir gut. Ich wollte dich darüber informieren, dass ich aus der Firma aussteigen werde. In letzter Zeit sind hier bei mir privat wichtige Dinge passiert. Ich will ehrlich sein: Wir haben ein Kind verloren, und das hat mir einmal mehr gezeigt, wie wichtig mir meine Familie ist. Daher möchte ich die Prioritäten künftig anders setzen und habe mich entschlossen, meine Anteile an Joinvision an den Springerkonzern zu verkaufen. Ich stehe dem Unternehmen weiterhin gern als Berater zur Seite, wenn das von euch gewünscht ist. Lass uns die Details nächste Woche bei einem Treffen besprechen.

Herzliche Grüße, Jonas

Ich lehnte mich in meinem Stuhl zurück. Überblickte die Mail und ihre Konsequenzen. Dann klickte ich auf Senden. Springer hatte mir 350.000 Euro für meinen Anteil an Joinvision angeboten. Der Konzern hatte den digitalen Journalismus als Wachstumsfeld ausgemacht, vor allem auch in der Wissenschaftssparte, und da passte ihnen unsere ausgefeilte Bezahlfunktion gut ins Konzept. Ich war ausgestiegen. Vielleicht zu früh, mag sein, vielleicht hatte ich eine Wette auf die Zukunft verloren, aber vielleicht hätte ich später viel höher verloren.

Ich hatte das Bedürfnis, nach oben zu gehen, um mir noch einmal die nun anstehenden Arbeiten am Haus zu vergegenwärtigen. Während ich die Treppe hinaufstieg, ließ ich meine Fingerkuppen an den rauen Wänden entlanggleiten. Ich ging durch die leeren Räume im Obergeschoss und stellte mir vor, wie das alles fertig aussehen würde. Es roch nach Farbe, nach Holz, nach frischem Boden. Ich streifte durch die Kinderzimmer, das künftige Büro, für das ich mir jetzt eine neue Verwendung überlegen musste, und trat hinaus auf den kleinen Balkon, von dem aus man einen guten Blick über die Siedlung hatte. Irgendjemand mähte Rasen, irgendjemand schnitt seine Hecke, irgendjemand hämmerte auf einem Stück Eisen herum. Ich würde unser Haus fertigbauen. Wir würden den Prozess gegen Stauff durchstehen oder zur Not das Haus auf eigene Kosten sanieren. Ich würde Birte einen langen Brief schreiben und ihn heute noch abschicken. Ich hatte ein Haus für meine Familie. Brauchte man mehr?

Ich ging wieder nach unten, zog meine Joggingschuhe und die Laufhose an, steckte den Hausschlüssel ein und zog die Tür hinter mir zu. Die ersten Schritte fielen mir schwer. Meine Beine waren hart und wogen Tonnen. Die Bänderdehnung war jetzt, unter Belastung, wieder zu spüren. Ich bog auf den

Schlehenweg ein, vorbei an der Zimmerei Sczerny, die eine Bank verkauft zu haben schien. Ich lief vorbei am Schützenhaus, in dem irgendeine Festivität stattfand, denn es war von Autos zugeparkt, hinaus in die Weite der Felder und Wiesen. Die Luft war klar. Der Asphalt in den Senken noch feucht. Gelegentlich zogen herbstliche Schauer übers Land. Diesmal wollte ich wirklich nur eine kleine Runde laufen, um nicht wieder die Schmerzen im Schienbein zu riskieren. Ich lief langsam, nahm mir nicht so viel vor, es war eher ein Traben, ich lief hinein ins Unbehauste, den Blick nach vorn gerichtet. Weiter hinten zog eine neue Regenfront auf. Die rostroten Blätter der Bäume wurden von der Sonne angestrahlt und flammten gelb und rot gegen den dunklen Himmel auf. Ein Wind kam auf und trieb die ölige Flüssigkeit in den Entwässerungskanälen vor sich her, riffelige, schillernde Wellchen. Ich atmete tief, fiel langsam in meinen Jogging-Rhythmus, sog die kühle Luft ein und stieß sie wieder aus. Es fühlte sich gut an. Vielleicht sollte ich doch die große Runde laufen. Weiter hinten regnete es schon, ein graues Tuch hing schräg vom Himmel, und darunter sah ich etwas, einen blassen, blauen, sich langsam fortbewegenden Punkt. Ich lief weiter, ich blieb in meinem Rhythmus, die Beine, der Körper schienen heute mitzumachen. Vielleicht konnte ich das Tempo noch ein wenig anziehen. Dann kam der Regen. Ein zementfarbener Schleier, den ich, die Stirn voraus, mit jedem Schritt zerteilte. Das kalte Nass schlug sich auf meinem Schädel nieder, aber das war gut, so wurde mein Kopf heruntergekühlt wie ein überhitzter Reaktor, alles wurde ganz langsam, mein Denken verlangsamte sich, mein ganzes Sein reduzierte sich auf die Schritte, die vor mir lagen. Nach fünf Minuten war der Spuk vorbei. Es klarte rasch wieder auf, und die Wolke zog Richtung Osten davon. Die

Sonne schien dagegen, und über den Feldern, die braun und ockerfarben nach der letzten Maisernte dalagen, sah ich ein Stück Regenbogen leuchten; er schien aus dem Feld zu wachsen, in den Himmel hinein, wo er in einer weiß gleißenden Wolke verschwand.

DANKSAGUNG

Ich danke insbesondere meiner Frau und meinen Kindern, meinen Eltern, Meike Herrmann von der Agentur Graf & Graf, Edgar Bracht vom Blessing Verlag, Matthias Jügler, Günter Jung, Christa Delekat, Dirk Schaible, Meik Plaßmann, Sebastian Esser von Steady HQ, Christa Jung, Martin Hielscher, Regine Gläser, Sarah Jäger, Luitgard Hefter, Thomas Werner, Dorothee Schmidt, Baugutachter Sascha Ziegler und Christoph Rieckmann von Drehmoment Marketing für die Unterstützung bei der Arbeit an diesem Roman.

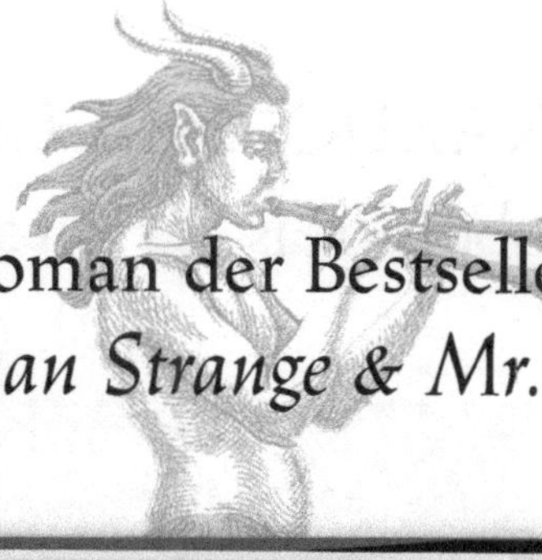

Der neue Roman der Bestsellerautorin von *Jonathan Strange & Mr. Norrell*

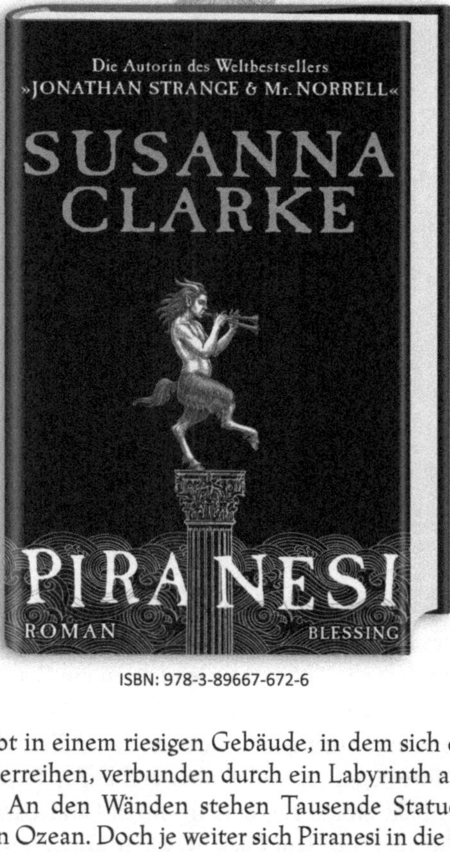

ISBN: 978-3-89667-672-6

Piranesi lebt in einem riesigen Gebäude, in dem sich endlos Räume aneinanderreihen, verbunden durch ein Labyrinth aus Korridoren und Treppen. An den Wänden stehen Tausende Statuen, im Erdgeschoss wogt ein Ozean. Doch je weiter sich Piranesi in die Zimmerfluchten vorwagt, desto näher kommt er der Wahrheit – der Wahrheit über die Welt jenseits des Gebäudes. Und der Wahrheit über sich selbst …

Leseprobe unter blessing-verlag.de

|BLESSING VERLAG|

KAZUO ISHIGURO
Nobel-Preis für Literatur

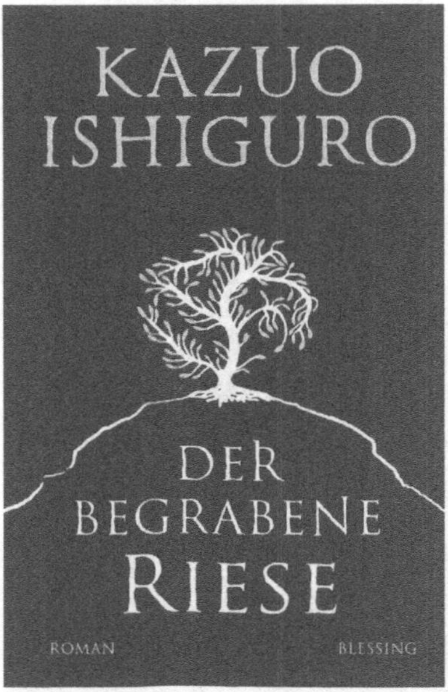

ISBN 978-3-89667-542-2

Britannien im 5. Jahrhundert: Nach erbitterten Kriegen zwischen den Volksstämmen der Briten und Angelsachsen ist das Land verwüstet. Axl und Beatrice sind seit vielen Jahren ein Paar. In ihrem Dorf gelten sie als Außenseiter, also verlassen sie ihre Heimat in der Hoffnung, ihren Sohn zu finden, den sie seit langer Zeit nicht mehr gesehen haben. Ihre Reise ist voller überraschender Begegnungen und Gefahren, und bald ahnen sie, dass in ihrem Land eine Veränderung heraufzieht, die alles aus dem Gleichgewicht bringen wird, sogar ihre Beziehung.